ABNEHMEN

für Faule

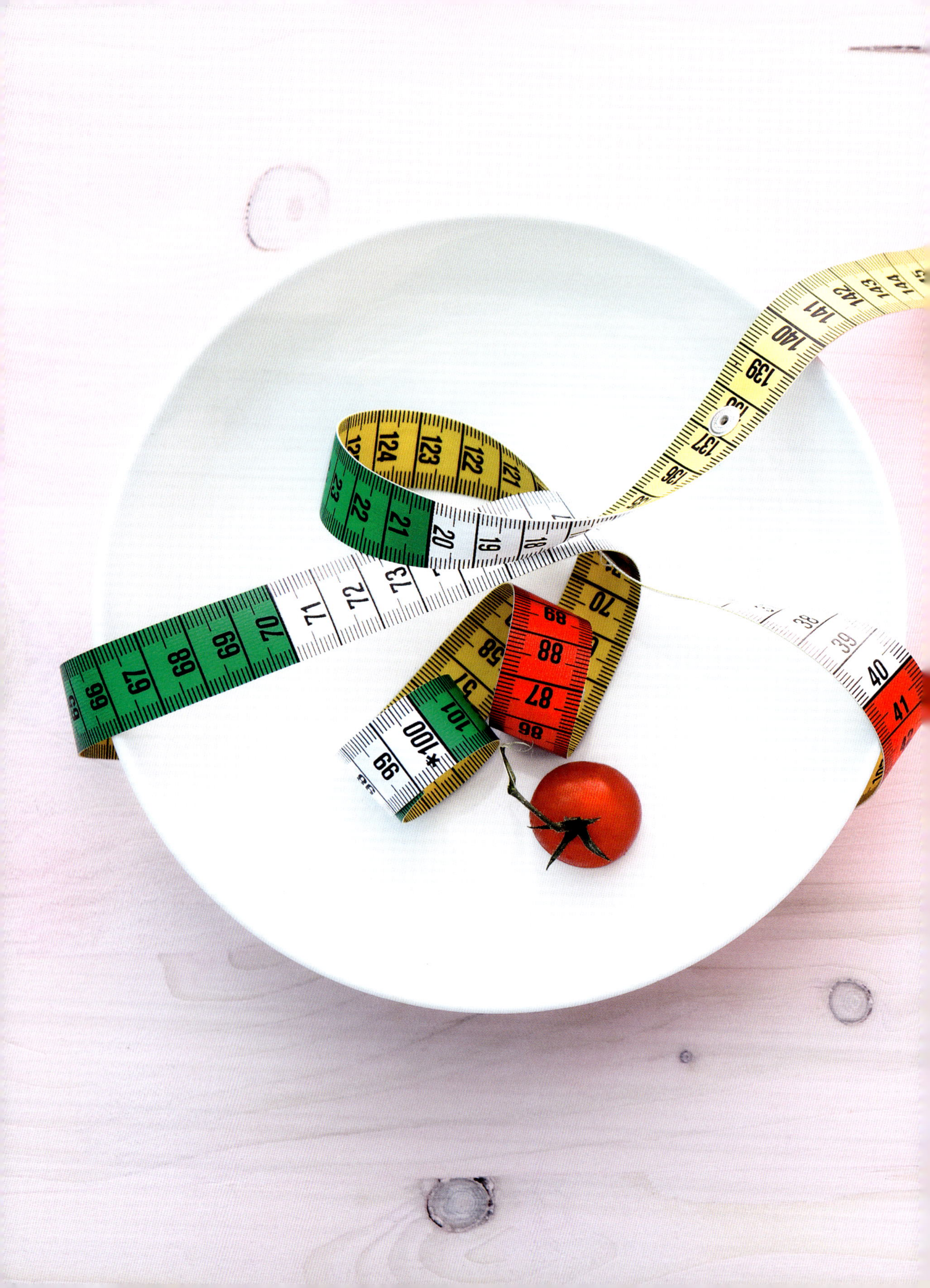

ABNEHMEN
FÜR FAULE

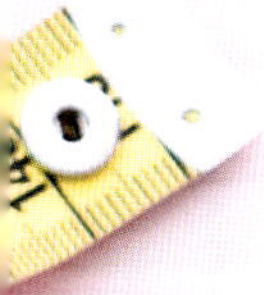

Text: Friedrich Bohlmann

Fotos: Michael Wissing

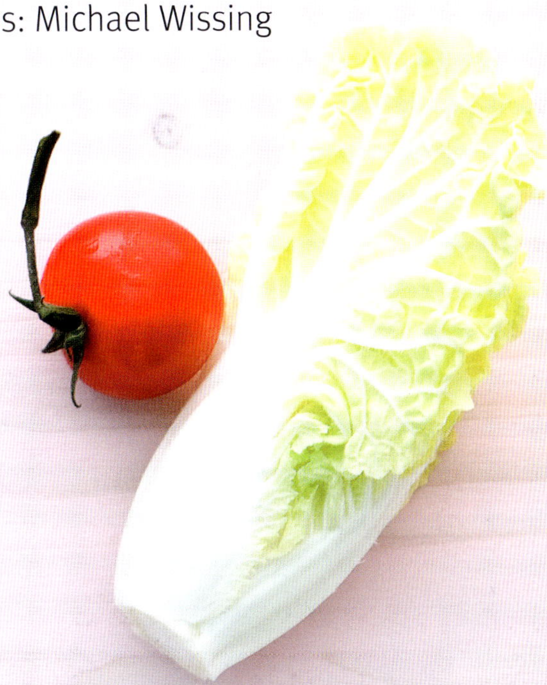

BEQUEMMACHER

SÜSSE FRÜHSTÜCKE & SNACKS

PIKANTE FRÜHSTÜCKE & SNACKS

DRINKS

WARME HAUPTMAHLZEITEN

KALTE HAUPTMAHLZEITEN

BEQUEME ABNEHMPLÄNE

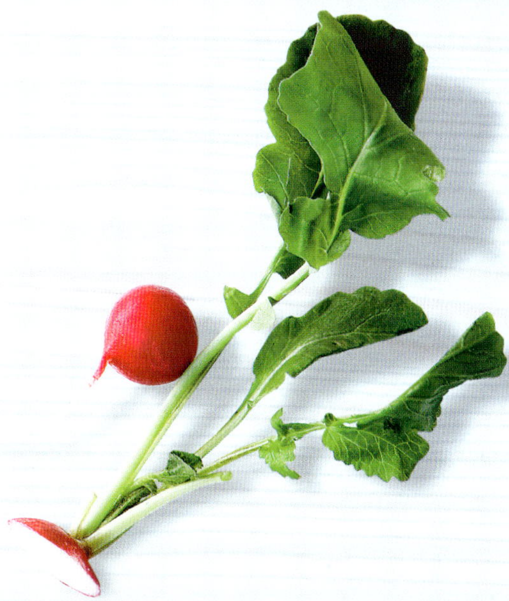

FAUL ABNEHMEN – WIE KLAPPT DAS DENN?

Ganz einfach – **mit schlanken, schnellen Rezepten,** die im Handumdrehen funktionieren und genug Zeit lassen, beispielsweise mit **viel Bewegung etwas für seinen Körper zu tun** – oder mal **zur Ruhe zu kommen.** Denn auch Stress sorgt bei vielen für Kalorienkummer, der sich auf den Hüften festsetzt!

Ruhig mal relaxen und dabei etwas für die schlanke Linie tun, funktioniert umso besser, je weniger Zeit fürs Kochen eingeplant werden muss. Also **keine ultra-komplizierte Anleitung,** sondern simple Sachen, die den Geschmackszellen im Mund gefallen, nicht aber den Fettzellen an Bauch und Oberschenkeln.

Wie's funktioniert ist schnell erklärt. Zweimal täglich **die freie Auswahl aus den 400-Kalorien-Hauptmahlzeiten,** die warm oder kalt sein können, ergänzt **mit zwei 200-Kalorien-Mahlzeiten,** egal ob als Frühstück, Snack oder Drink. Und das alles in Windeseile, denn jedes Rezept steht nach **maximal 25 Minuten Zubereitungszeit** auf dem Tisch.

So haben Sie die **völlige Freiheit beim Abnehmen,** können selbst bestimmen, wann Sie essen, und behalten alle Wahlmöglichkeiten. Ob Sie nun frühstücken, ein Dessertliebhaber sind, zweimal täglich warm essen möchten oder bei Ihnen die Küche kalt bleibt und die Zeit nur für Brote oder Salate reicht – alles ist möglich!

Zudem hilft Ihnen, dass alle Rezepte **für zwei Portionen** berechnet sind. Sie können also gleich für den nächsten Tag mitkochen oder das Gericht auch Ihrem Partner anbieten.

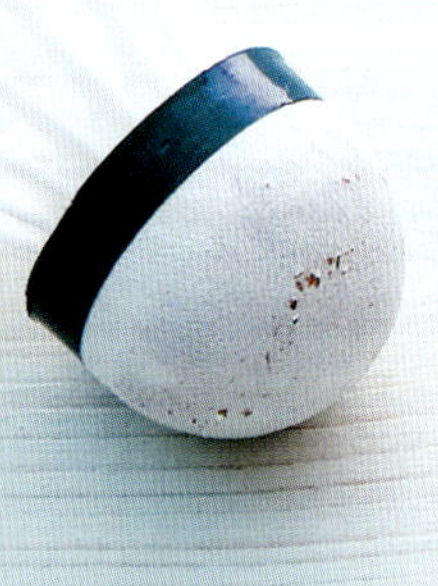

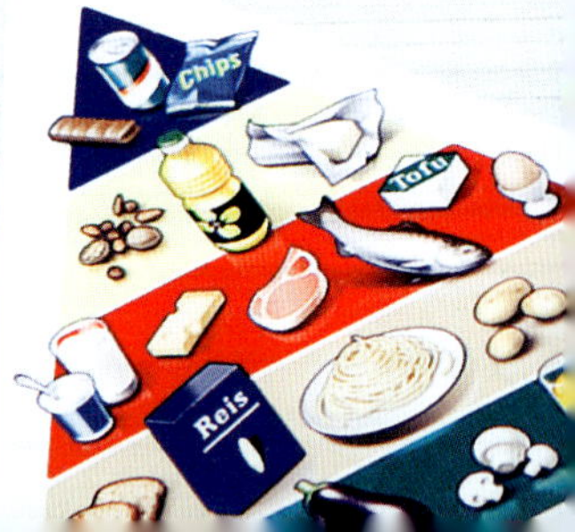

Und sollte der nicht abnehmen wollen, steht bei vielen Rezepten zusätzlich noch ein Ergänzungsvorschlag.

Natürlich haben wir auch an all die gedacht, die lieber an die Hand genommen werden wollen und nicht selbst die Rezeptabfolge auswählen möchten: **Ein 4-Wochen-Plan plus Einkaufsliste** für die jeweiligen Wochen nehmen Ihnen die gesamte Organisation ab.

Sie erleben, wie einfach Abnehmen sein kann – und das mit ganz normalen Rezepten, mit denen Sie sich ständig, das gesamte Jahr über genussvoll und schnell verwöhnen können. Sie lernen in vier Wochen, sich **kalorien-, kohlenhydrat- und fettbewusst** zu ernähren, um **Herz-Kreislauf-Erkrankungen sowie Diabetes vorzubeugen** und den **Fettzellen zu Leibe zu rücken**. Damit keine Hose mehr spannt und die kleinen Kalorien-Tierchen gar nicht erst auf die Idee kommen, die Kleider nachts wieder enger zu nähen.

So schnell und simpel kann Abnehmen sein – guten Appetit wünscht Ihnen

Ihr
Friedrich Bohlmann

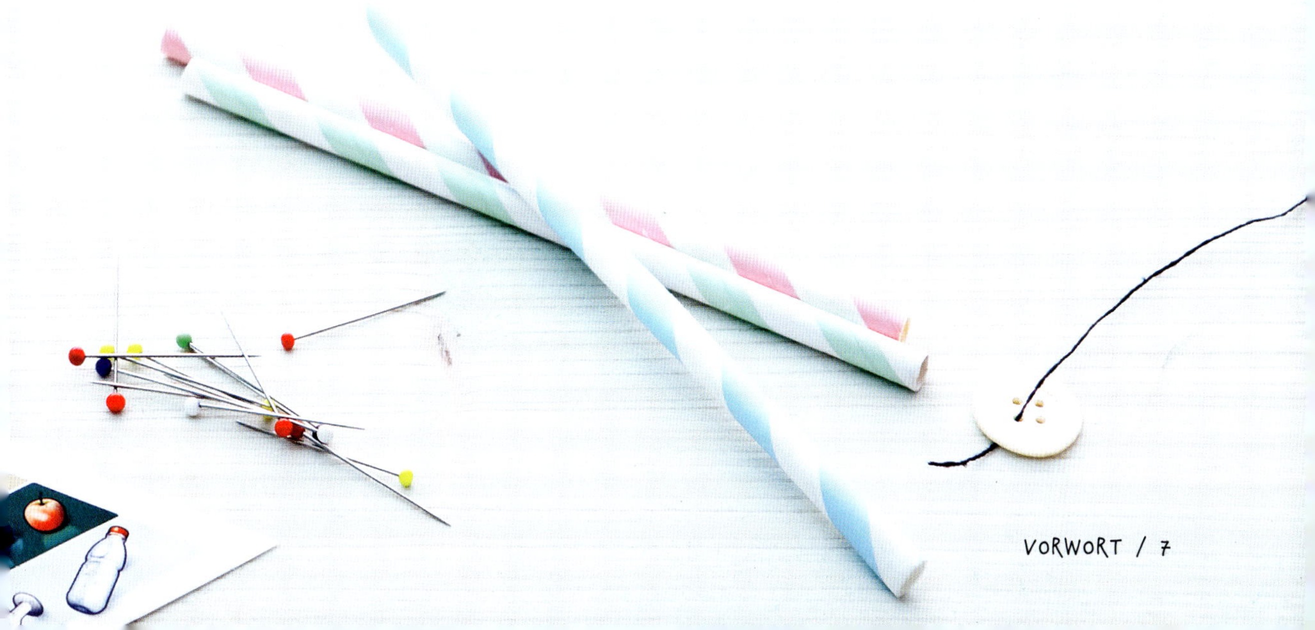

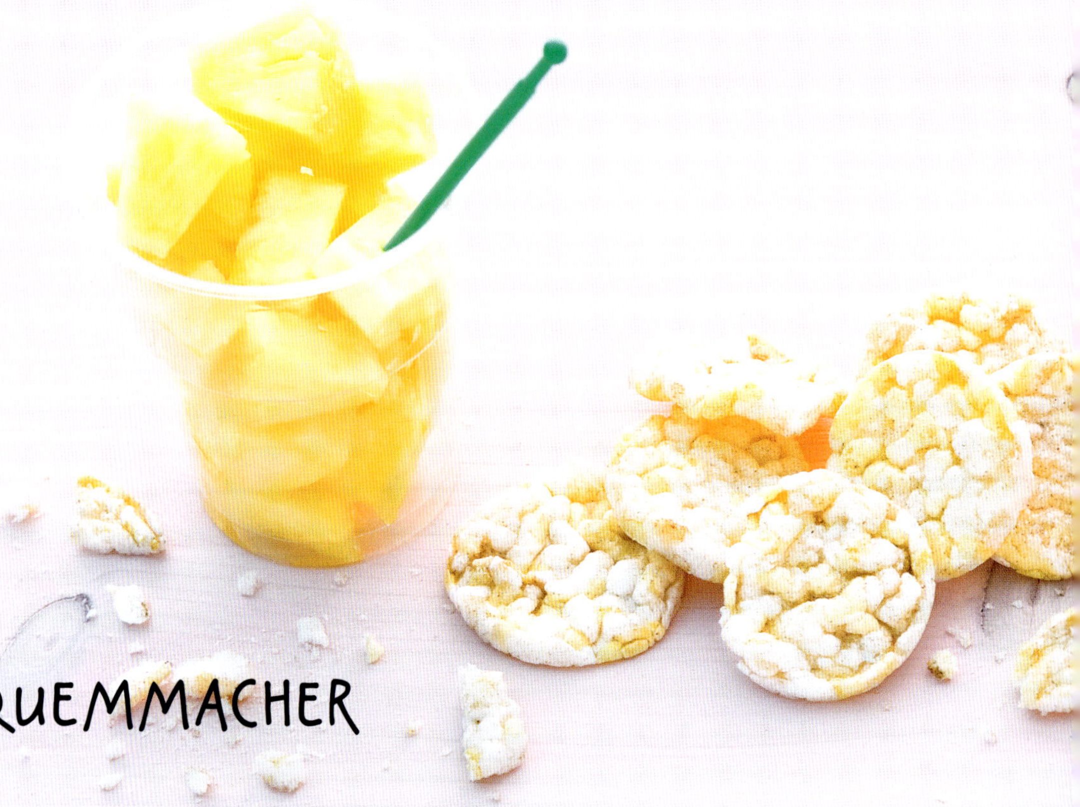

BEQUEMMACHER

FIXE KNABBERSACHEN UND SÜSSHUNGERSTILLER ...

... sollten Abnehmwillige immer parat haben, damit kein Heißhunger aufkommt. Perfekte Begleiter für den schnellen Appetit sind ...

... gewürzte Reiscracker: Zugegeben, sie sind nicht kalorienfrei, doch weit weniger fett als die herkömmlichen Chips. Zudem gibt es sie in kleiner Verpackung. Das hilft, um nicht der großen Chipstüte zu verfallen. Tipp: Reiscracker mit passendem Dip. Dazu je nach Aromavariante der 40-Gramm-Reiscracker-Portion, von süß bis scharf, 75 g Magerquark mit Zimt-, Currypulver oder Kräutern würzen.

... Cocktailtomaten: Denn sie schmecken ganz ohne lästiges Schälen und Kleinschneiden. Nichts klebt und kleckert. Sie sind überall zu bekommen, frischer und knackiger als jedes andere Gemüse und laden zum gesunden Naschen ein. Als **Caprese-Snack** für 2 Portionen geben Sie zu 400 g Cocktailtomaten 125 g kleine, halbierte Mozzarella-Kugeln, dazu wenig Essig, 1 TL Olivenöl und zerzupftes Basilikum.

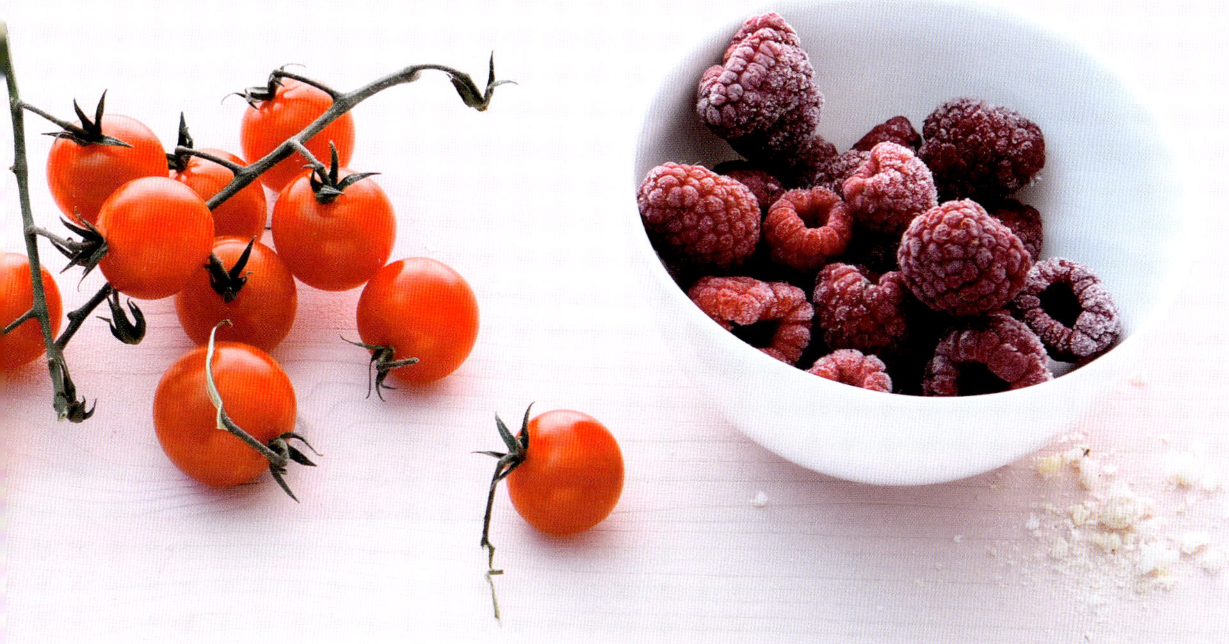

... Ananaswürfel schon fertig geschnitten aus der Obstabteilung Ihres Supermarktes: Ihr saftig-süßer Geschmack stillt Zuckergelüste ganz ohne Schokolade – und das alles ohne den Aufwand, die Ananas zu zerteilen, zu schälen und in kleine Stücke zu schneiden. Ideal zum Naschen, für schnelle Salate, pürierte Drinks oder einen Obstkuchen-Belag. Als süße **Ananas-Spieße** machen sich 100 g Ananasstücke mit 50 g Weintrauben und 30 g Bergkäsewürfel auf Schaschlikspieße gesteckt besonders gut.

... Tiefkühlbeeren für die natürliche Süße das ganze Jahr. Unverzichtbar für viele schnelle Drinks, bei denen sie gleich für die nötige Kühle sorgen. Ideal auch für ein **Drei-Minuten-Sorbet:** 100 g gefrorene Erdbeeren mit 75 g fettarmem Joghurt, 1 EL Zucker und 1 EL Kokosrapseln im Mixer pürieren. Sofort genießen. Hmmmm!

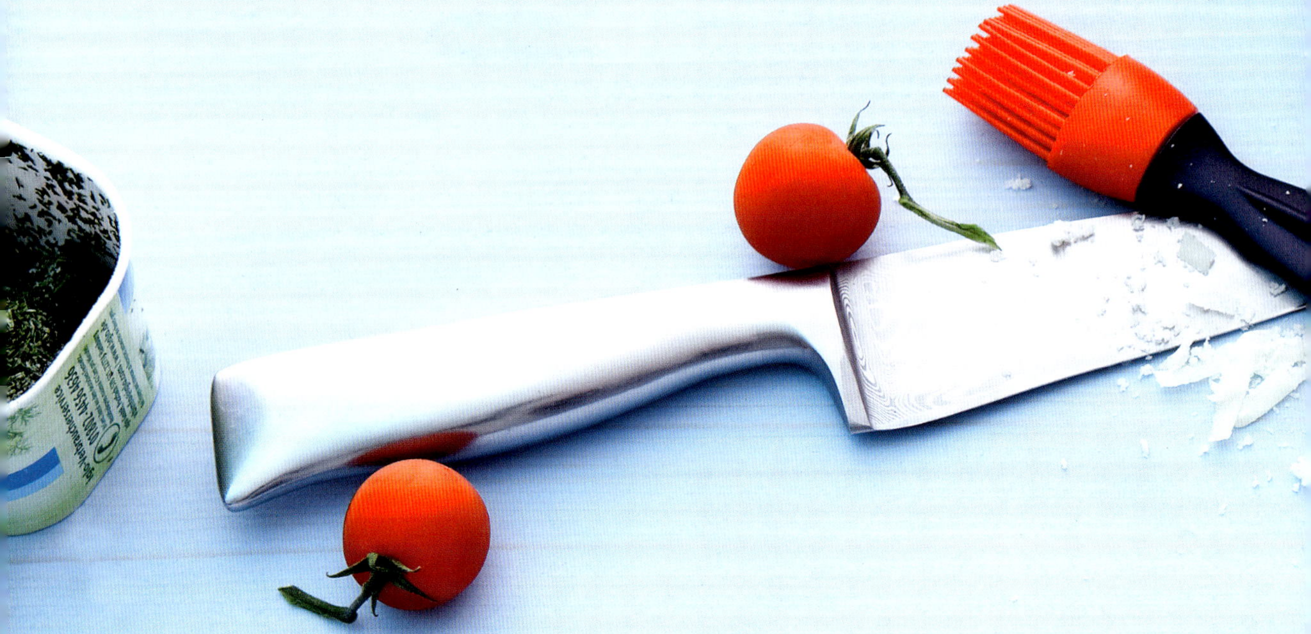

ECHT CLEVERE GERÄTE ...

... machen den Küchenalltag für Faule erträglicher, denn sie sind stets griffbereit und besonders leicht zu reinigen.

... wirbeln in der Küche: Der **Pürierstab,** nicht ohne Grund auch Zauberstab genannt, verwandelt Brühe und das darin gekochte Gemüse sekundenschnell in leckere Cremesuppen – ganz ohne Sahne. Er mixt aus Früchten und Milch einen Smoothie oder schäumt heiße Milch zu lockerem Cappuccinoschaum auf – als Latte macchiato mit etwas Kaffee und Kakaopulver der leckerste Ersthelfer bei Heißhungerattacken.

... raspeln kein Süßholz, sondern Käse, Gemüse & Co.: Die **Vierkantreibe** hat einen guten Stand, kann grob oder fein reiben, macht aus einem kleinen 10-Gramm-Parmesanstückchen einen Raspelberg voller leckerer Aromen oder aus 1 Apfel und 1 Möhre mit 1 TL Walnussöl, etwas Gewürzen und ½ Handvoll gehackter Walnusskerne ganz schnell einen Blitzsalat.

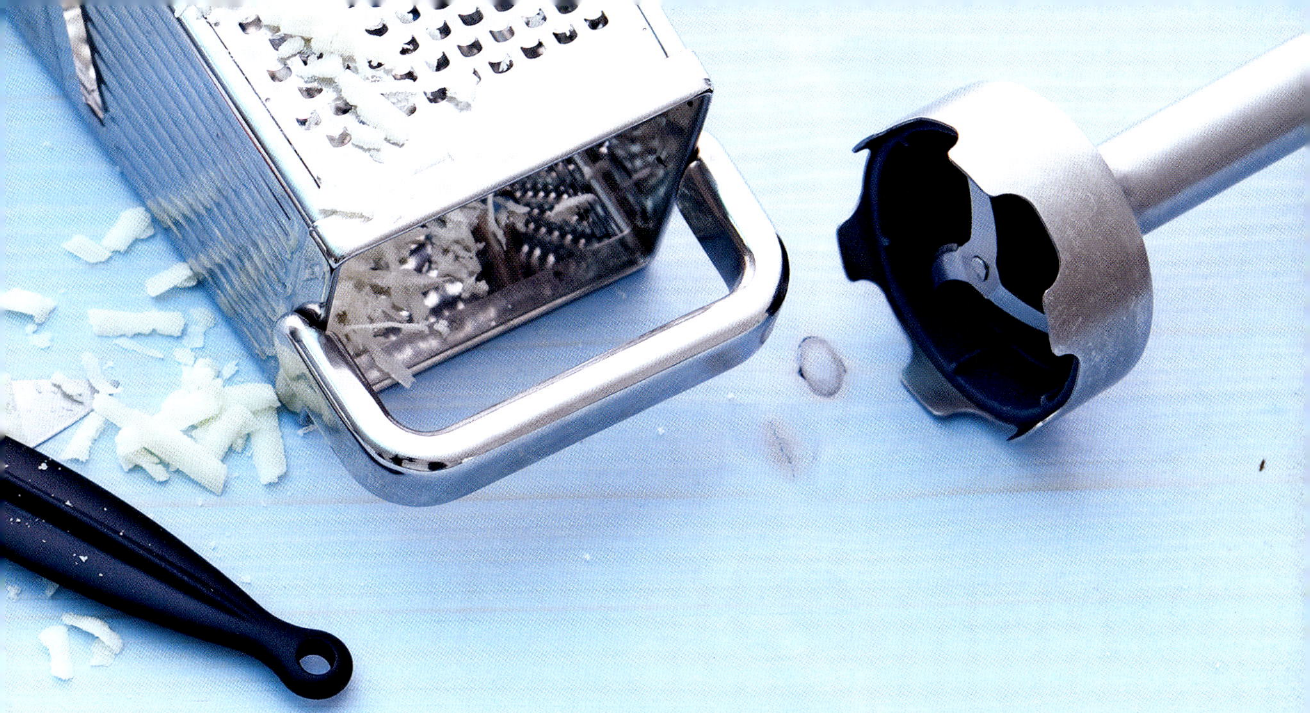

... helfen beim Fettaugen-Zählen: Der Pinsel aus Silikon in Kombination mit einer **beschichteten Pfanne** spart im Handumdrehen Hunderte von Fettkalorien ein. Anstatt viel zu viel Fett in die Pfanne zu gießen, genügt es oft, sie einfach mit Fett auszupinseln. Das reicht zum Dünsten, Kurzbraten und für den Pfannkuchenteig aus. Außerdem spart es Zeit, weil der hauchfein gepinselte Fettfilm in der Pfanne im Nu heiß ist. Also keine Wartezeiten mehr am Herd.

... hacken alles kurz und klein: Richtig **scharfe Messer,** mit denen das Schneiden zügig von der Hand geht und die ohne großen Druck Kräuter und Gemüse klein kriegen, sodass der aromareiche Saft aus Petersilie oder Paprika nicht unnötig herausgedrückt wird, sind ein Muss in der faulen Küche. Tipp: Nehmen Sie, wenn möglich, große Messer, die schneiden effektiver und das leidige Schnippeln findet schneller sein Ende.

FRÜHSTÜCKE, SNACKS UND DRINKS MIT 200 KALORIEN

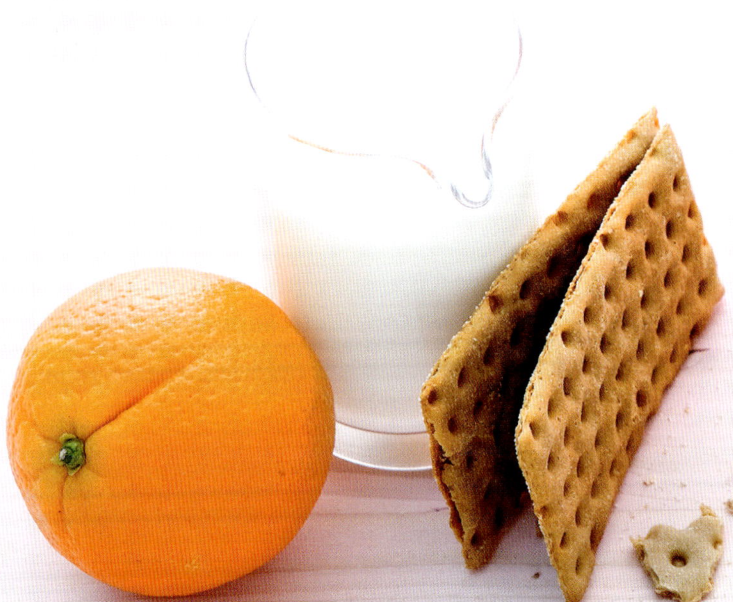

Für Morgenmuffel, Frühaufsteher, Durstlöscher und Knabberfreaks

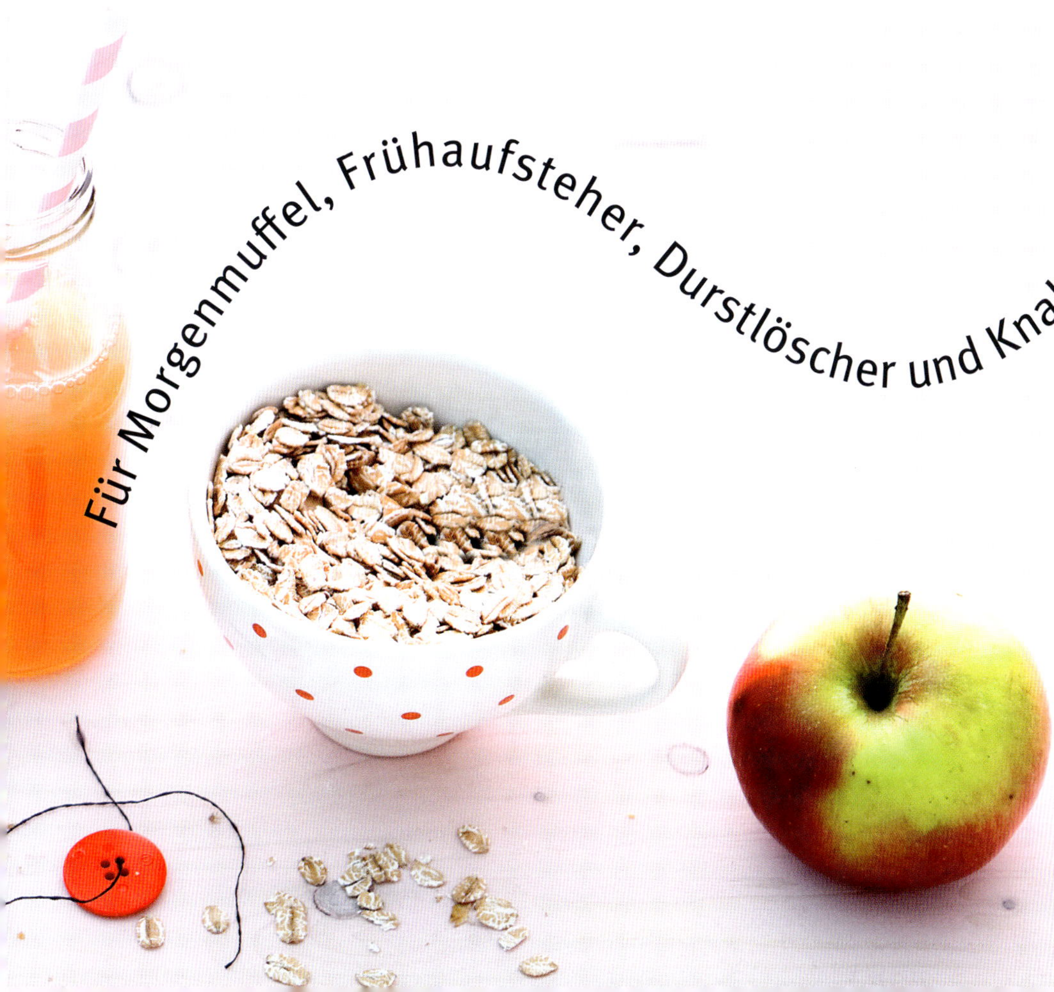

DIE SCHNELLEN 4 FÜR SÜSSE FRÜHSTÜCKE & SNACKS

MÜSLI

Selbstgemixt, für jeden Tag ganz nach eigenem Geschmack | zum Abnehmen am besten nur aus Flocken, und die sollten nicht nur aus Hafer sein, da dieser fast dreimal so fett ist wie Dinkel | Müsli auf Vorrat: 400 g Hafer- mit 700 g Dinkelflocken und 200 g bei Bedarf klein geschnittenen Trockenfrüchten ganz nach Geschmack mischen – diese Menge reicht für etwa 20 Frühstücke. Dazu allmorgendlich Milch und Obst Ihrer Wahl oder auch nur einen Löffel Honig | noch mehr Müsli-Ideen liefern das **Morgenmuffel-Müsli** (Seite 16), das **Beeren-Haferflocken-Müsli** (Seite 16) und das **Birnen-Joghurt-Müsli** (Seite 17).

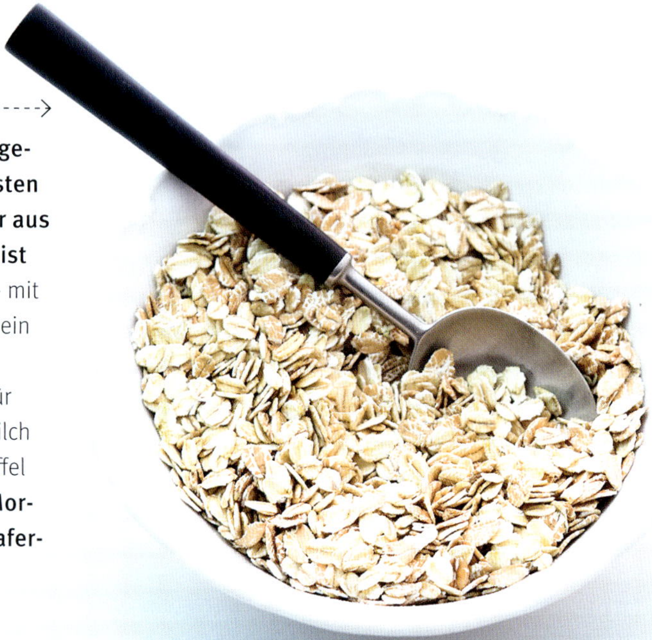

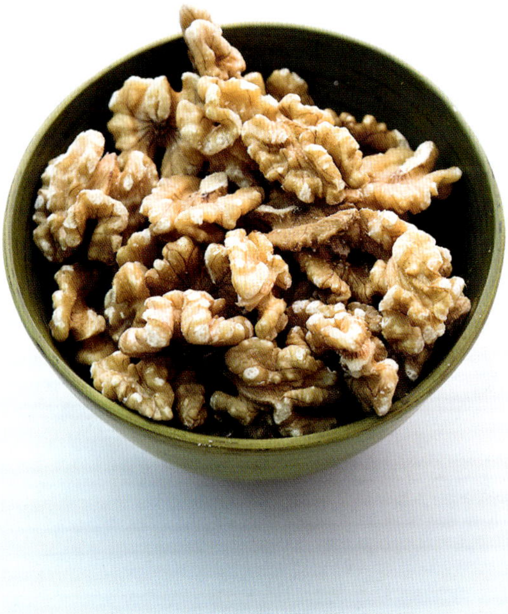

WALNÜSSE

Weil ihre Fettsäuren das Herz gesund halten, unbedingt einen Vorrat an schon gehackten Walnusskernen anlegen | damit's bequem wird, gleich die ganze Tüte Walnusskerne einmal durchhacken, luftdicht verpacken und dunkel aufbewahren | so oft wie möglich verwenden – im **Morgenmuffel-Müsli** (Seite 16) | für den **süßen Nussaufstrich** 25 g Walnusskerne, 50 g Magerquark, 1 Scheibe zerbröckeltes Knäckebrot, 1 EL Walnussöl, 1 TL Kakaopulver und 1 EL flüssigen Honig pürieren und mit Zimtpulver abschmecken. Reicht für 6 Knäckebrote.

WEINTRAUBEN

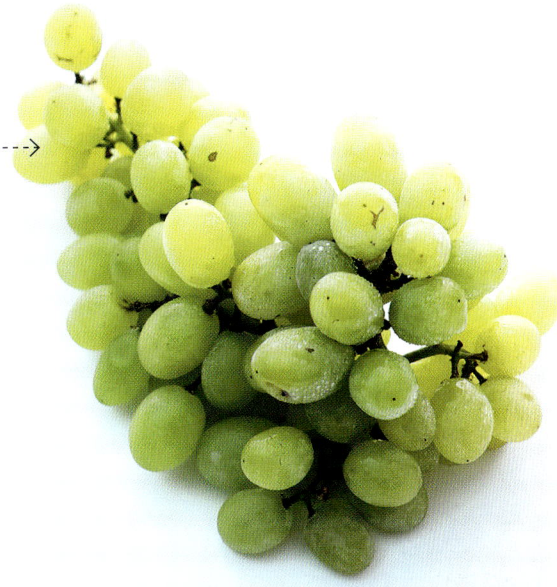

Bieten schnelle Süße ohne Fett und ohne Mühe | wer sie nascht, bekommt auch noch reichlich Gesundheitsstoffe, wie die bekannte Anti-Krebs-Substanz Resveratrol, dazu | schmecken süß und salzig kombiniert | gibt's in hell und dunkel sowie mit und ohne Kerne – welche Sie nehmen, entscheidet ganz einfach Ihre Vorliebe | diese sagt Ihnen auch, ob Sie die Traube Ihrer Wahl lieber auf **Schnellen Frucht-Torteletts** (Seite 18), in der **Fruchtigen Kohlroulade** (Seite 19) oder als **Knusperflocken mit Traubencreme** (Seite 21) genießen wollen.

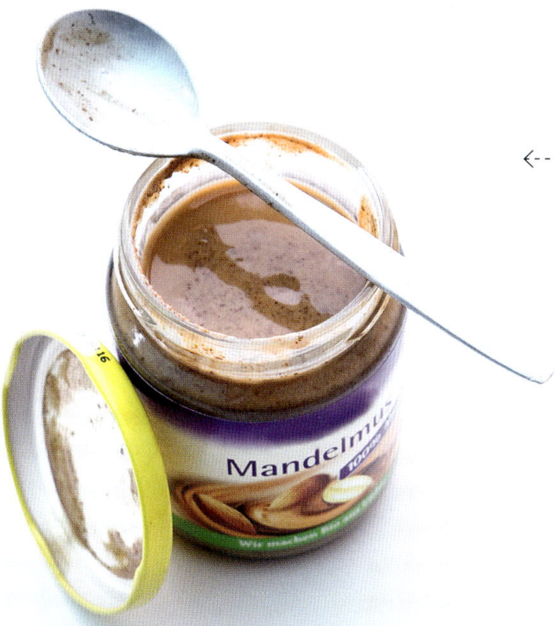

MANDELMUS

Glas aufdrehen und genießen – das funktioniert beim Mandelmus besonders gut | aus fein vermahlenen Mandeln mit reichlich Vitamin E | löffelweise untergemengt macht es Saucen und Aufstriche cremig und lecker | im Mix mit Säften und Milchprodukten entstehen smoothe Gaumenschmeichler | beste Beispiele bieten Rezepte, wie die **Orangen-Kiwi-Brote** (Seite 18), der **Birnen-Buttermilch-Quark** (Seite 20), der süffige **Melonen-Gurken-Drink** (Seite 35) und die fruchtige **Birnen-Kiwi-Schorle** (Seite 37).

4 × FRUCHTIGES MIT MILCH & JOGHURT …

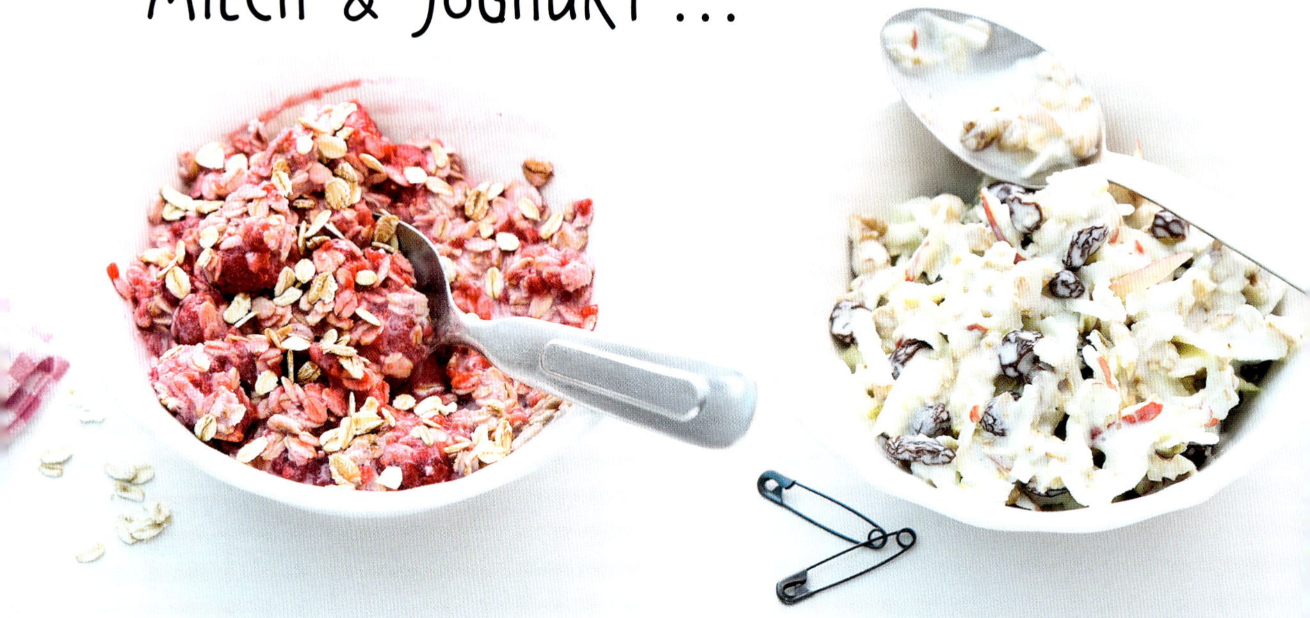

BEEREN-HAFERFLOCKEN-MÜSLI

Für 2 Personen

200 ml **fettarme Milch** (1,5 % Fett) erhitzen, 300 g **TK-Himbeeren** darin auftauen lassen, dann 5 EL **kernige Haferflocken** und 1 Päckchen **Vanillezucker** unterrühren.

MORGENMUFFEL-MÜSLI

Für 2 Personen

1 EL gehackte **Walnusskerne** in einer Pfanne unter Rühren ohne Fett rösten. 1 **Apfel** waschen, halbieren, vom Kerngehäuse befreien und fein reiben. Den geriebenen Apfel mit 5 EL **kernigen Haferflocken,** 5 EL **fettarmer Milch** (1,5 % Fett), 100 g **fettarmem Joghurt** (1,5 % Fett), 2 EL **Rosinen** und den gerösteten Walnusskernen vermengen.

ALLE, DIE NICHT ABNEHMEN WOLLEN, verdoppeln die Menge der Walnüsse und Rosinen im Müsli.

... für den Blitzstart in den Tag: So sorgen Sie in fünf Minuten für reichlich Energie von Anfang an.

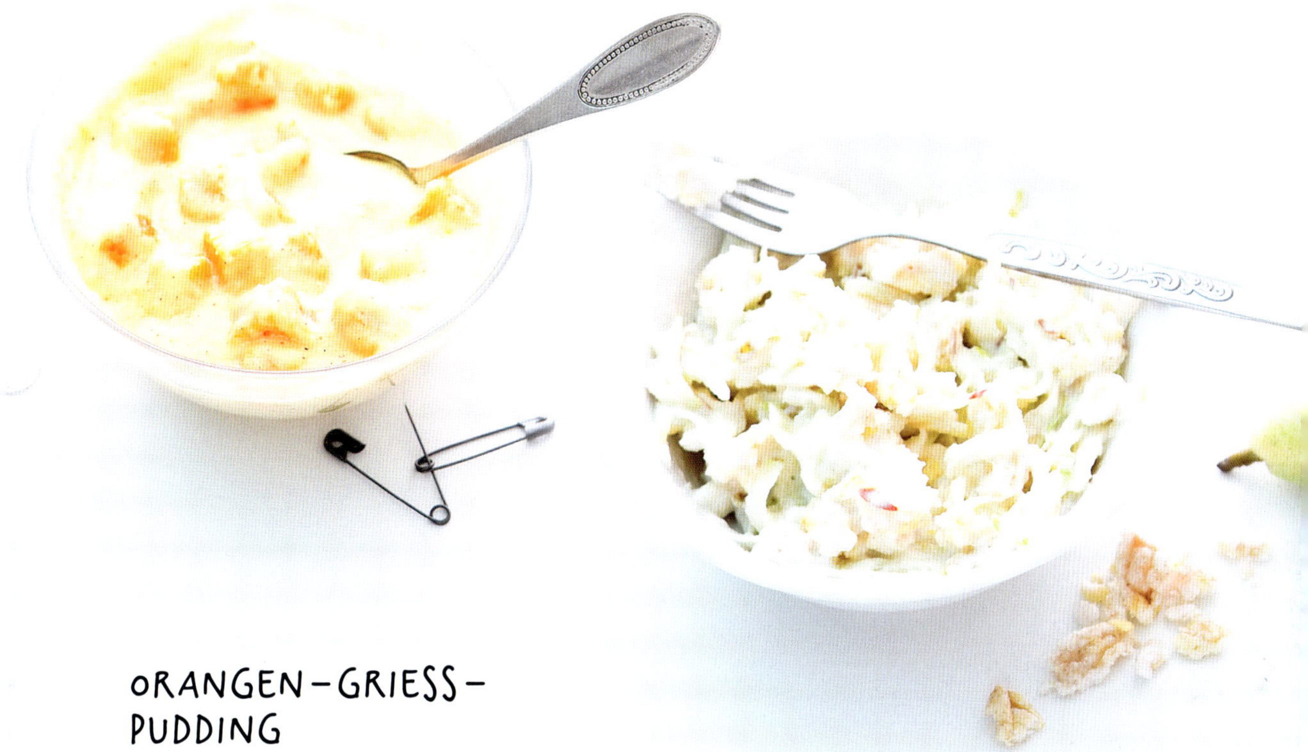

ORANGEN-GRIESS-PUDDING

Für 2 Personen

150 ml **fettarme Milch** (1,5 % Fett) mit 1 Päckchen **Vanillezucker** aufkochen, 50 g **Weichweizengrieß** einrühren, nur kurz aufkochen, dann vom Herd nehmen. 1 **Eigelb** und 150 ml **Orangensaft** in den noch sehr heißen Grießbrei einrühren und diesen leicht abkühlen lassen. Dann 1 kleine **Orange** schälen, klein schneiden und ebenfalls unterrühren. Den Orangen-Grieß-Pudding auf zwei Dessertschalen verteilen.

ALLE, DIE NICHT ABNEHMEN WOLLEN,

dürfen mit den Orangenstücken pro Person noch 20 g Schokostreusel in den abgekühlten Grießbrei rühren.

BIRNEN-JOGHURT-MÜSLI

Für 2 Personen

40 g **Zimt-Reiscracker** in einem Gefrierbeutel mit einem Nudelholz zerdrücken. 2 **Birnen** halbieren, von den Kerngehäusen befreien, grob reiben und mit den Reiscrackern sowie 300 g **fettarmem Joghurt** (1,5 % Fett) verrühren.

4 × FRUCHTIG BELEGT ...

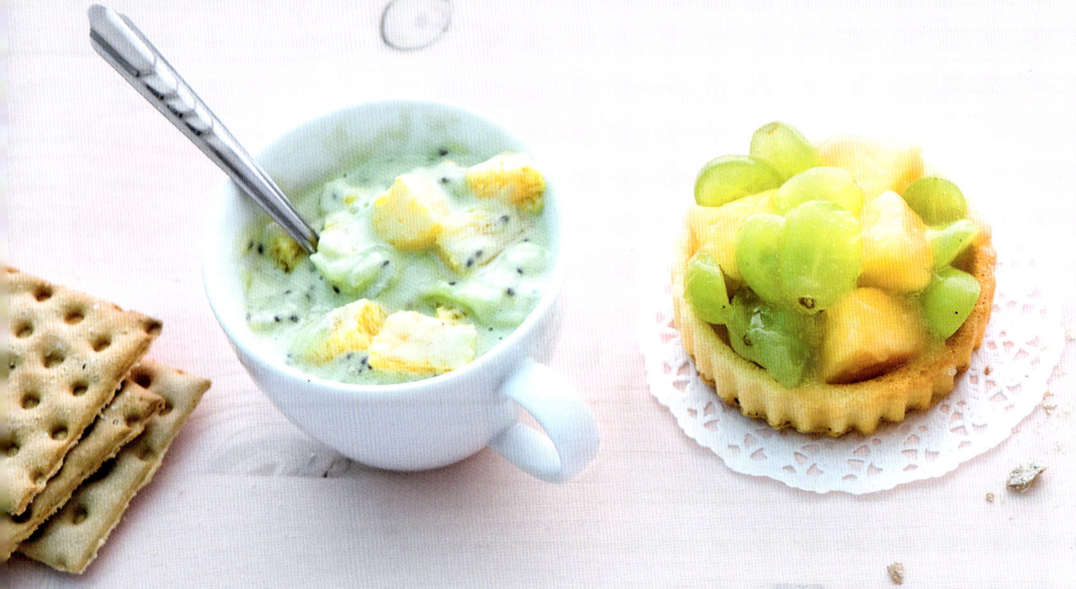

ORANGEN-KIWI-BROTE

Für 2 Personen

1 **Orange** und 1 **Kiwi** schälen. Die Kiwi klein schneiden, mit einer Gabel mit 2 EL **Mandelmus** zerdrücken. Die geschälte Orange in kleine Stücke schneiden und mit dem Mandelmus-Kiwi-Püree vermengen. Die Mischung auf 4 Scheiben **Knäckebrot** streichen.

ALLE, DIE NICHT ABNEHMEN WOLLEN,

streuen pro Person noch 1 TL gehackte Walnusskerne über die Knäckebrote.

SCHNELLE FRUCHT-TORTELETTS

Für 2 Personen

100 g **kernlose Weintrauben** waschen und halbieren. Die Traubenhälften mit 100 g **Ananaswürfeln** (Frischetheke) auf 2 **Torteletts** (Fertigprodukt) verteilen. ½ Päckchen **Tortenguss** nach Packungsangabe mit 125 ml **Ananassaft** aufkochen, kurz abkühlen lassen und über das Obst auf den Torteletts gießen.

ALLE, DIE NICHT ABNEHMEN WOLLEN,

toppen jedes Tortelett noch mit 1 dicken Klecks Schlagsahne.

... für Frisches auf die Schnelle, denn Obst bringt Ihren Stoffwechsel in Schwung und macht wach – ohne schon morgens das Kalorienkonto zu belasten.

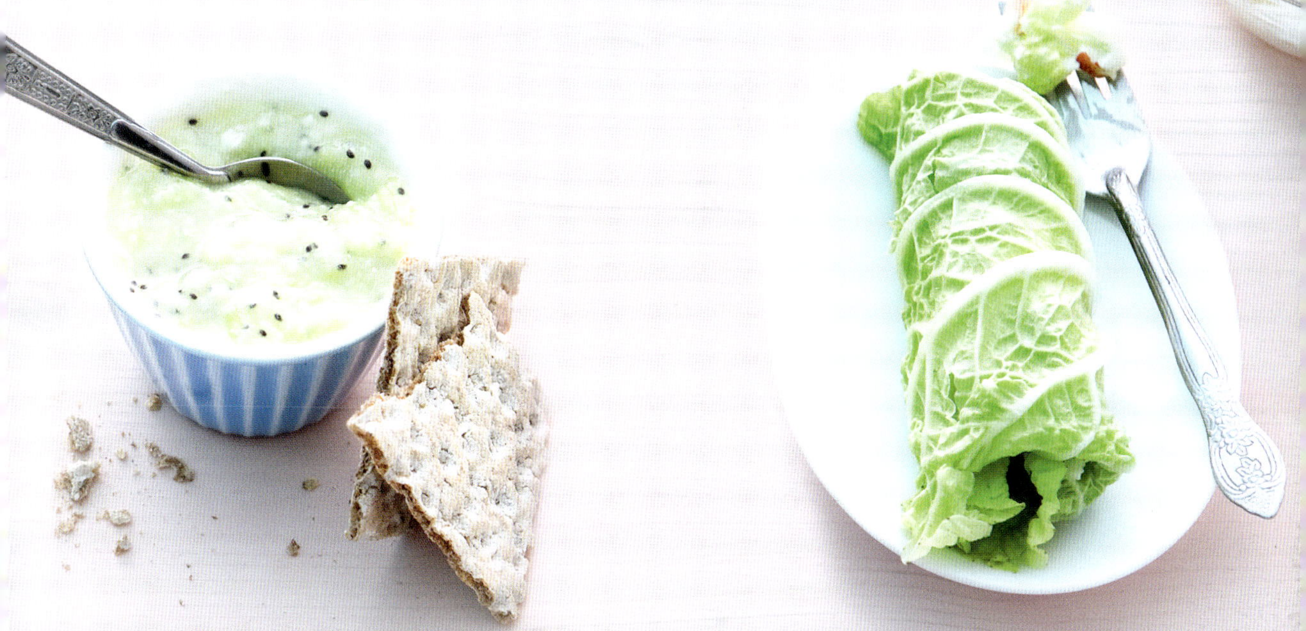

KIWI-BIRNEN-CREME AUF KNUSPERBROT

Für 2 Personen

2 reife **Kiwis** und 1 große weiche **Birne** schälen, die Birne vom Kerngehäuse befreien. Die Früchte klein schneiden und mit einer Gabel zu einer Creme zerdrücken. Diese auf 4 Scheiben **Knäckebrot** streichen.

FRUCHTIGE KOHLROULADE

Für 2 Personen

Von ½ kleinen **Chinakohl** (150 g) die äußeren 4 Blätter abtrennen. Die restlichen Blätter fein hacken und mit 250 g **Magerquark** verrühren. 1 **Apfel** halbieren, vom Kerngehäuse befreien und grob reiben. 1 **Orange** schälen und in Stücke schneiden. 100 g **kernlose Weintrauben** waschen, halbieren, mit dem übrigen Obst und dem Chinakohlquark vermengen. Einen Teil der Quarkmasse auf die beiseitegelegten Chinakohlblätter geben und diese einrollen. Den Rest des Quarks dazu servieren.

ALLE, DIE NICHT ABNEHMEN WOLLEN, rühren pro Person 1 EL gehackte Walnusskerne in die Quarkmischung.

4 × FRUCHTIGER QUARK ...

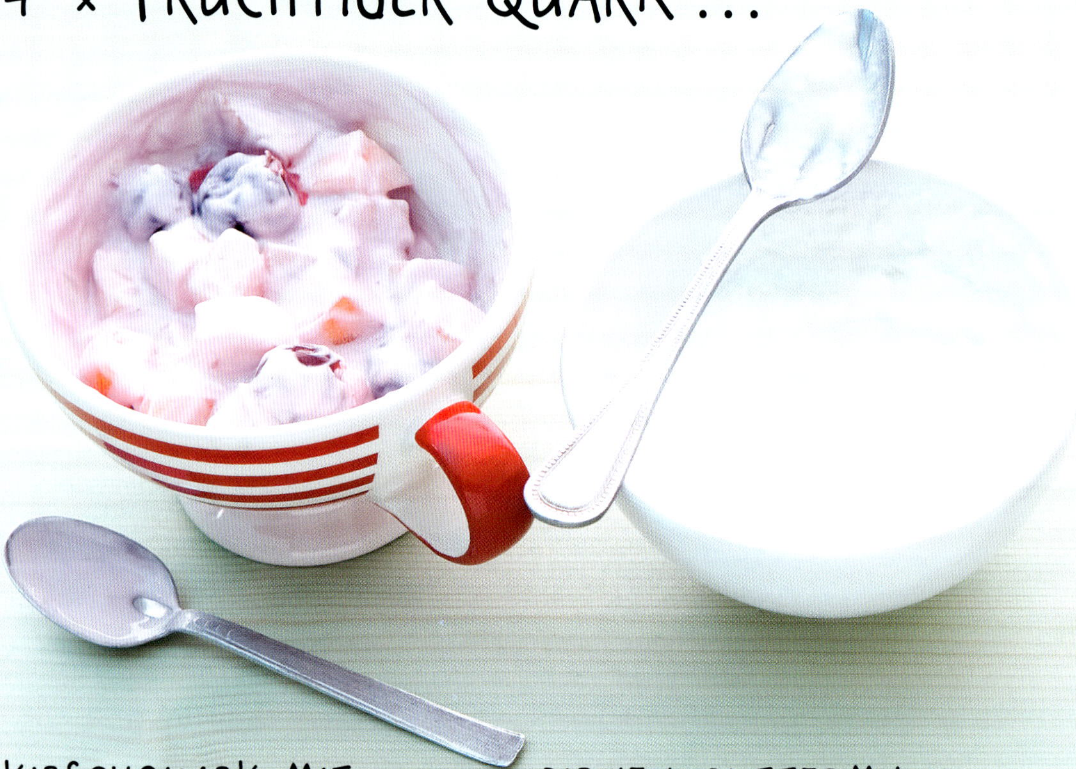

KIRSCHQUARK MIT MELONE

Für 2 Personen

100 g **Kirschen** (aus dem Glas) abtropfen lassen, dabei den Saft auffangen. Von ½ **Cantaloupe-** oder **Galia-Melone** das Fruchtfleisch in kleinen Stücken aus der Schale schneiden und mit 250 g **Magerquark** und den Kirschen vermengen. Bei Bedarf noch etwas vom aufgefangenen **Kirschsaft** unter den Quark rühren.

ALLE, DIE NICHT ABNEHMEN WOLLEN,
rösten pro Person je 1 EL Kokosraspeln unter Rühren in einer Pfanne ohne Fett an und streuen diese auf den Kirsch-Melonen-Quark.

BIRNEN-BUTTERMILCH-QUARK

Für 2 Personen

1 weiche **Birne** schälen, vom Kerngehäuse befreien, klein schneiden und mit einer Gabel grob zerdrücken. Das Birnenmus anschließend mit 200 ml **Buttermilch,** 200 g **Magerquark** sowie 1 EL **Mandelmus** verrühren.

..., weil Quark – zumindest in der Magerstufe – auf kalorienleichte Weise den Hunger stillen und immer wieder anders gemixt werden kann.

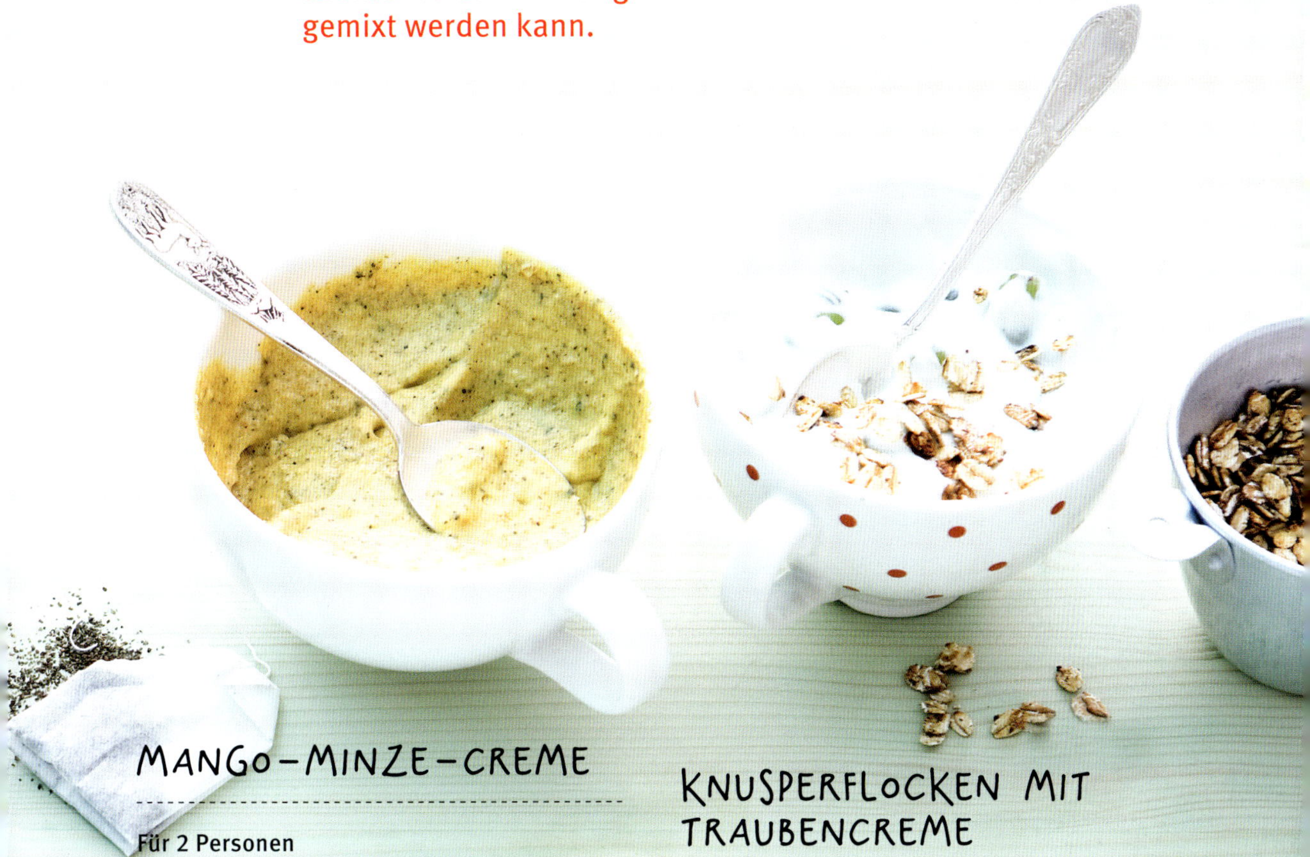

MANGO-MINZE-CREME

Für 2 Personen

1 **Mango** schälen, das Fruchtfleisch erst vom Stein, dann in kleine Stücke schneiden. 1 Beutel **Pfefferminztee** aufschneiden und den Tee zu den Mangostücken in einen Mixbecher geben. 1 Päckchen **Vanillezucker,** 150 g **Magerquark** und 4 Scheiben zerbröckeltes **Knäckebrot** dazugeben und alles im Mixer oder mit dem Pürierstab zu einer glatten Creme pürieren.

ALLE, DIE NICHT ABNEHMEN WOLLEN,

rühren pro Person noch 2 EL Mandelmus in die Mango-Minze-Creme.

KNUSPERFLOCKEN MIT TRAUBENCREME

Für 2 Personen

4 EL **kernige Haferflocken** in einer Pfanne ohne Fett unter Rühren rösten. 1 Päckchen **Vanillezucker** zugeben und die Flocken unter Rühren bei starker Hitze karamellisieren. 50 ml **hellen Traubensaft** mit 200 g **Magerquark** verrühren. 50 g **kernlose Weintrauben** waschen, halbieren und unter den Quark mengen. Den Traubenquark mit den Knusperflocken servieren.

ALLE, DIE NICHT ABNEHMEN WOLLEN,

streuen pro Person noch 1 EL Kokosraspel über das Müsli.

DIE SCHNELLEN 4 FÜR PIKANTE FRÜHSTÜCKE & SNACKS

SCHINKEN(WÜRFEL)

Geräucherter Schinken ist genau das Richtige für eingefleischte Kaloriensparer | mit diesem schnellen Brotbelag fällt es leichter, sich von fetten Streichwürsten und dem geliebten Aufschnitt zu verabschieden | ideal für Superschnell-Rezepte: Es gibt ihn schon gewürfelt | so passt er als Blitz-Fleischzugabe in viele **Snack-Salate, Dips und Brotaufstriche** | in diesem herzhaften Kapitel befriedigen die würzigen Würfelchen im **Kressequark mit Schinken** (Seite 24) und in den **Melonenbällchen mit Schinkenwürfeln** (Seite 29) des Abnehmers Fleischeslust.

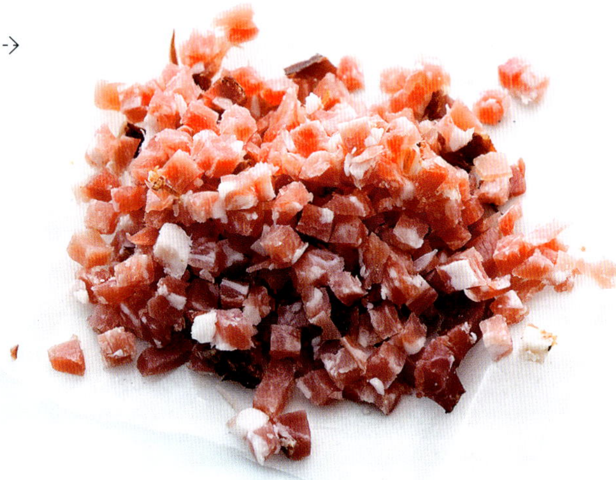

KNÄCKEBROT

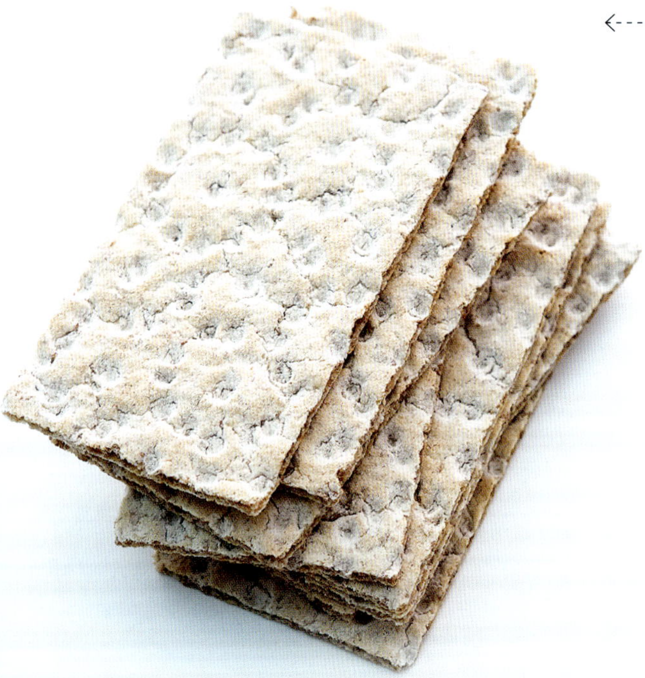

Abnehmer wählen die knusprigen Scheiben so dünn und luftig wie möglich – das spart jede Menge ungeliebter Dickmacher-Kohlenhydrate aus herkömmlichen Brotscheiben, die meist drei- bis viermal so schwer sind | ideal für jeden, den eine Suppe oder ein Salat allein noch nicht satt macht und der das Brot dazu vermisst | schmeckt prima als Unterlage für pikante Brotaufstriche und -beläge – überzeugen Sie sich selbst mit den **4 x herzhaften Sandwiches** (Seite 26 f.) sowie dem **Fruchtigen Lachsschinken-Knäcke** (Seite 28), dem **Knäcke-Sandwich mit Walnuss-Sellerie-Dip** (Seite 28) und dem **Knäcke mit Birnen-Möhren-Aufstrich** (Seite 29).

FRISCHKÄSE

Für alle, die den Rotstift in Sachen Fett angesetzt haben, gibt es ihn auch mit nur 0,2 Prozent Fett | ist schön cremig und ein prima Butterersatz unter Schinken, Tomaten- und Gurkenscheiben oder Käse | hält süße, herzhafte oder sogar fruchtig-pikante Füllungen für Salatblätter oder Schinkenscheiben kompakt zusammen | für die passende Geschmacksrichtung kann man ihn noch prima aromatisieren, z. B. mit Senf, Ajvar, Curry- oder Paprikapulver, Kräutern, Tomatenmark, ... | auf den Geschmack gekommen? Bitte schön: **Garnelenbrote** (Seite 26), **Brot mit Thunfischaufstrich** (Seite 26), **Fruchtiges Lachsschinken-Knäcke** (Seite 28), **Knäcke-Sandwich mit Walnuss-Sellerie-Dip** (Seite 28), **Birne mit Blauschimmelkäsecreme** (Seite 31), ...

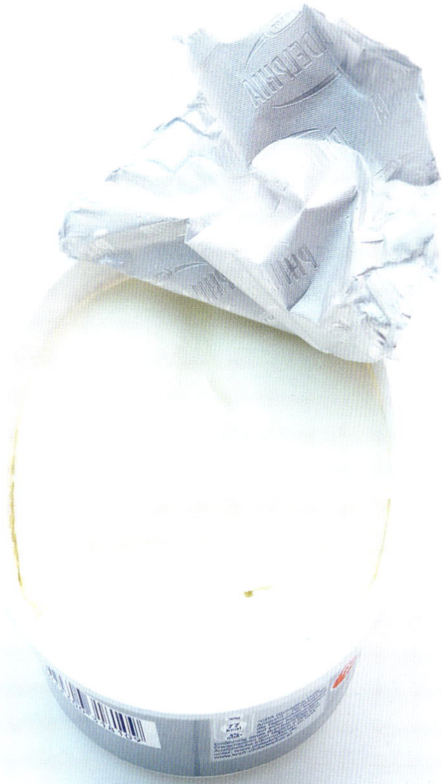

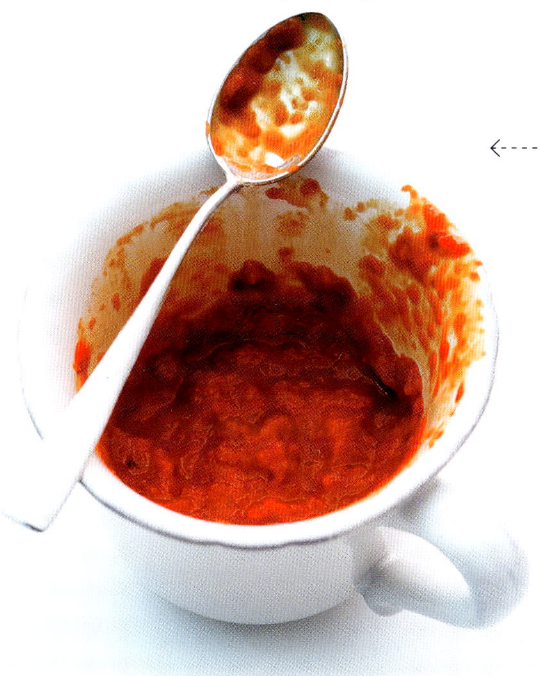

AJVAR

Die Paprikacreme mit ganz viel Geschmack bringt den nötigen Pepp in den schnell angerührten Quarkdip | schmeckt auch solo als Brotaufstrich | weiteres Plus für alle, die es würzig mögen: Es gibt eine scharfe Variante | besonders simpel und doch supergut – das rote **Ajvarpesto** als Aufstrich oder im Quark: Dafür 1 großen EL Ajvar, ½ Becher TK-Basilikum (20 g) und 1 EL Olivenöl verrühren und kräftig mit Salz und Pfeffer abschmecken | auch fein ist die Kombination aus Frischkäse, Ajvar, Dill und Garnelen, wie auf den **Garnelenbroten** (Seite 26).

4 × PIKANTES OHNE BROT ...

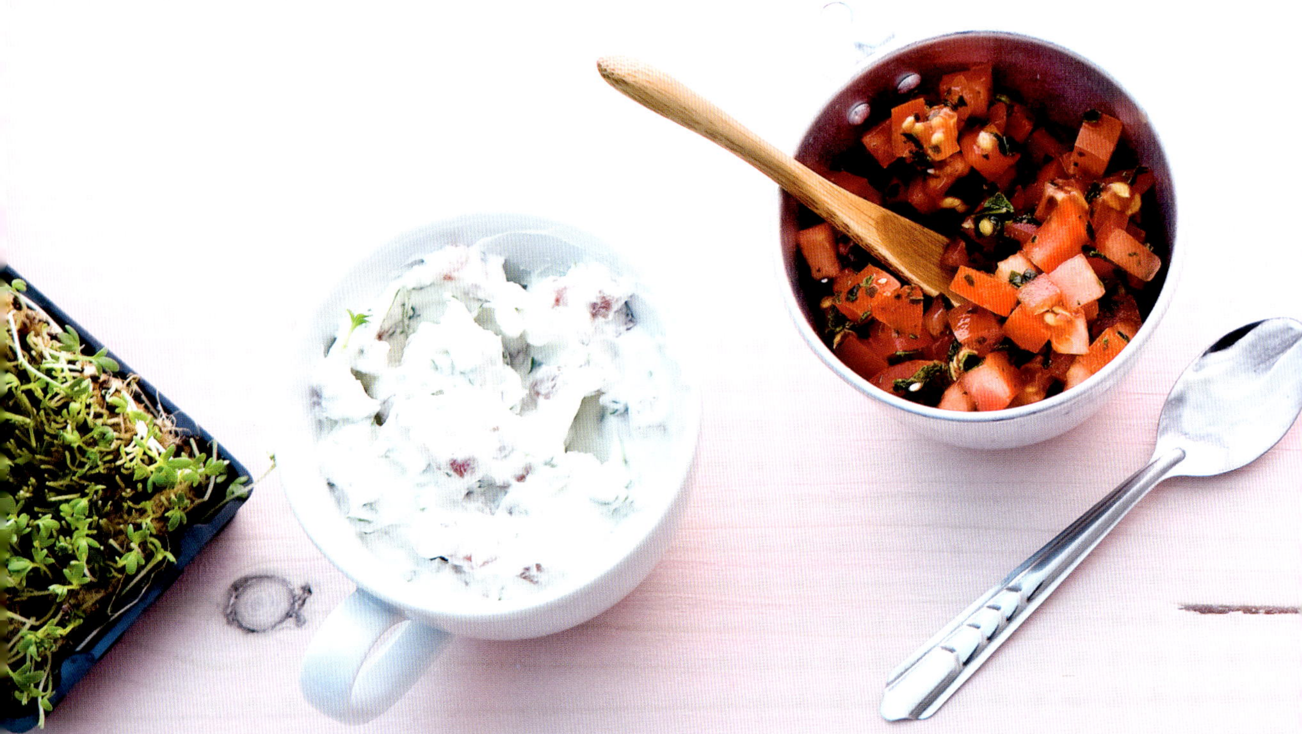

KRESSEQUARK MIT SCHINKEN

Für 2 Personen

½ Kästchen **Kresse** mit einer Schere abschneiden. Diese mit 300 g **Magerquark,** 100 g **Schinkenwürfeln** (2 % Fett) und 1 EL **Salatcreme** (leichte Mayonnaise-Alternative) verrühren. Die Creme mit **Pfeffer** und wenig **Salz** würzen.

BASILIKUM-TOMATEN

Für 2 Personen

2 große **Tomaten** waschen, von den Stielansätzen befreien und in kleine Stücke schneiden. Die Tomatenstücke mit ½ Becher **TK-Basilikum** (20 g), 1 EL flüssiger **Gemüsebrühe** sowie ½ TL **Aceto balsamico bianco** mischen und mit **Salz** und **Pfeffer** würzen.

... so kommt der Snack noch leichter, frischer und vor allem kohlenhydratarmer daher – Low Carb lässt grüßen!

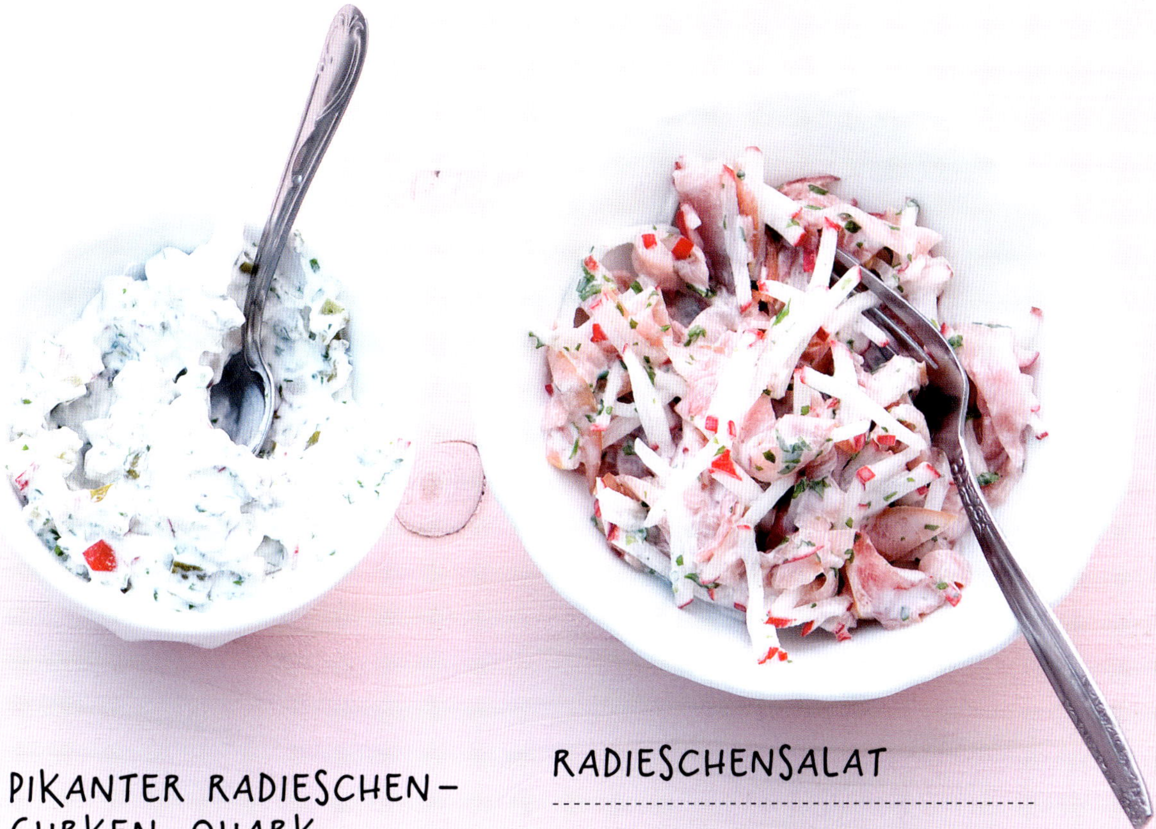

PIKANTER RADIESCHEN-GURKEN-QUARK

Für 2 Personen

5 **Radieschen** waschen, putzen und mit 3 kleinen **Gewürzgurken** (150 g) klein würfeln. Die Gemüsewürfel mit 250 g **Magerquark** sowie ½ Becher **TK-Petersilie** (20 g) verrühren und die Creme mit **Salz** und **Pfeffer** würzen.

RADIESCHENSALAT

Für 2 Personen

1 großes Bund **Radieschen** waschen, putzen und in Stifte schneiden. 200 g **Lachsschinken** in Streifen schneiden, mit den Radieschenstiften, 1 EL **Walnussöl**, 3 EL **Aceto balsamico bianco**, 4 EL **Apfelsaft**, 100 g **fettarmem Joghurt** (1,5 % Fett) und ½ Becher **TK-Petersilie** (20 g) vermengen. Den Salat mit **Pfeffer** und **Salz** würzen.

ALLE, DIE NICHT ABNEHMEN WOLLEN,

essen zum Salat noch 1 Laugenbrötchen mit Butter oder geben pro Person 25 g gewürzte Croûtonwürfel mit hinein.

4 × HERZHAFTE SANDWICHES ...

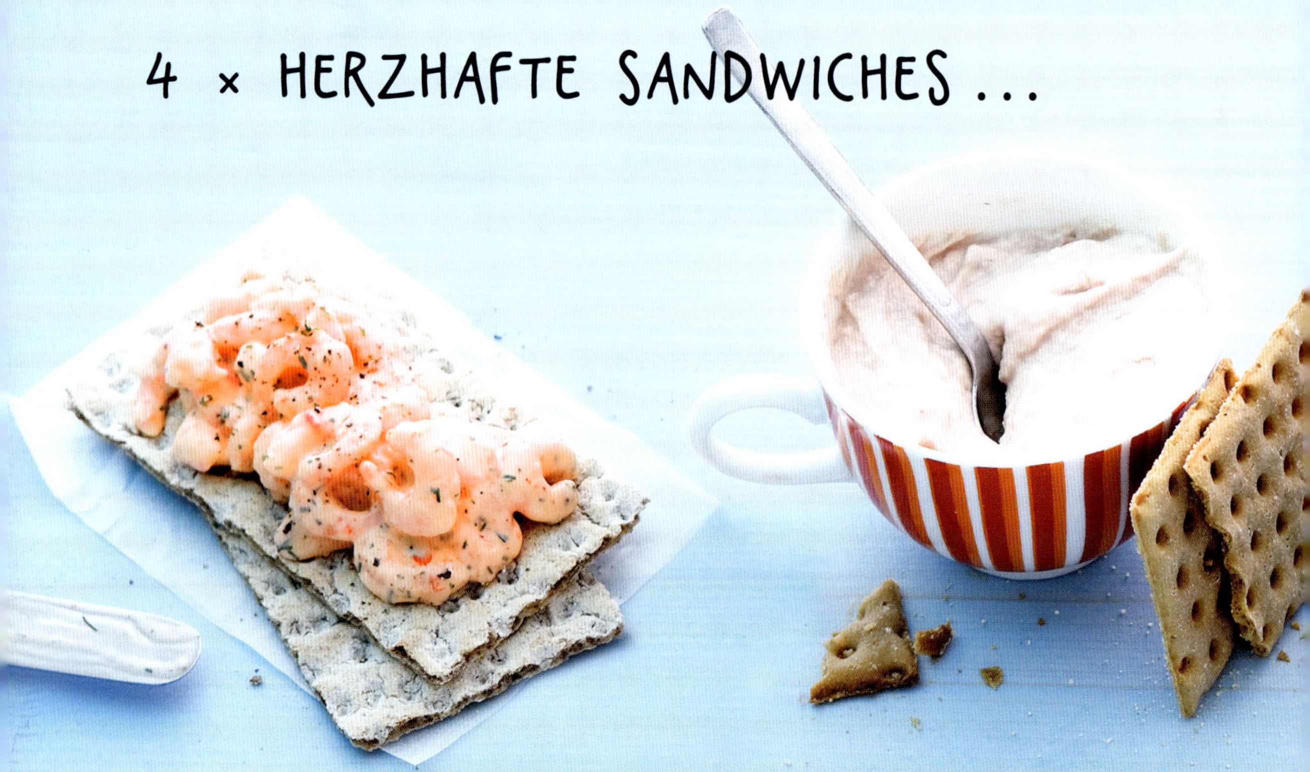

GARNELENBROTE

Für 2 Personen

100 g kleine, **vorgegarte TK-Garnelen** kurz in sehr heißes Wasser geben, darin auftauen lassen und sofort abgießen. ½ Becher **TK-Dill** (20 g) mit 100 g **Frischkäse** (0,2 % Fett), 20 g **Salatcreme** (leichte Mayonnaise-Alternative), 1 TL **Zitronensaft** und 1 TL **mildem Ajvar** verrühren. Die Frischkäsemasse auf 4 Scheiben **Knäckebrot** streichen. Darauf die aufgetauten Garnelen anrichten und mit **Salz** und **Pfeffer** würzen.

ALLE, DIE NICHT ABNEHMEN WOLLEN, ergänzen die Frischkäsemasse pro Person noch mit je 1 TL fruchtigem Olivenöl.

BROT MIT THUNFISCH-AUFSTRICH

Für 2 Personen

1 Dose **Thunfisch** in Wasser (150 g Abtropfgewicht) abtropfen lassen. 1 **Knoblauchzehe** schälen, mit dem Thunfisch, 1 EL **Zitronensaft,** 1 EL flüssiger **Gemüsebrühe,** 100 g **Frischkäse** (0,2 % Fett) und 2 EL **Salatcreme** (leichte Mayonnaise-Alternative) pürieren. Die Creme mit **Salz** und **Pfeffer** würzen und auf 4 Scheiben **Knäckebrot** streichen.

... für den Weg, zum Mitnehmen als Pausenfüller oder auch zum sofort Reinbeißen.

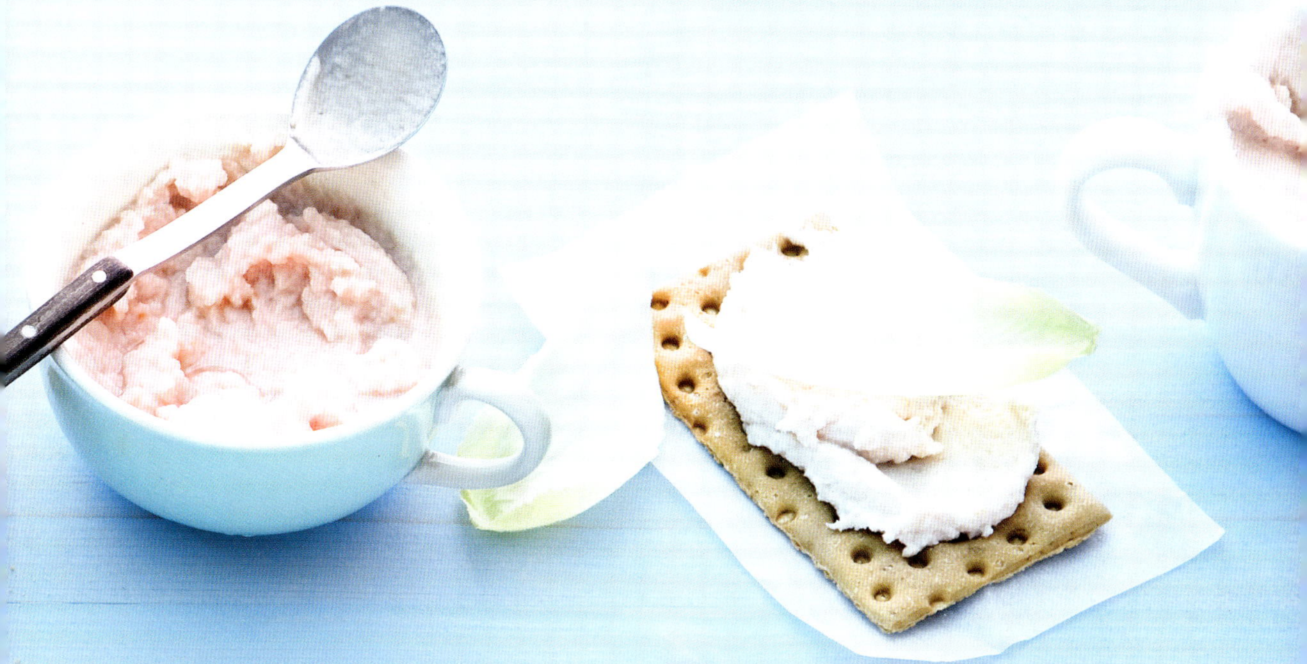

SCHNELLE GEFLÜGEL-CREME

Für 2 Personen

1 **Knoblauchzehe** schälen, durch die Presse drücken, mit 200 g grob gewürfelter, **geräucherter Putenbrust,** 100 ml **Ananassaft** sowie 1 EL **Zitronensaft** in einen Mixbecher geben und mit dem Pürierstab zu einer Creme pürieren. Die Geflügelcreme mit **Salz** und **Pfeffer** würzen und auf 4 Scheiben **Knäckebrot** streichen.

PUTEN-SANDWICH IM CHICORÉEBLATT

Für 2 Personen

4 große äußere Blätter von ½ **Chicorée** abtrennen. Die restlichen Blätter grob in Stücke schneiden, mit 75 g **Putenbrustschinken** und 100 g **Magerquark** pürieren und mit **Salz** und **Pfeffer** würzen. Die Creme auf 4 Scheiben **Knäckebrot** streichen, mit den beiseitegelegten Chicoréeblättern wie ein Sandwich abdecken.

ALLE, DIE NICHT ABNEHMEN WOLLEN, zerdrücken pro Person noch 1 kleine Banane mit einer Gabel und rühren diese mit 6 halbierten kernlosen Weintrauben unter den Quark. Die Knäckebrote werden gegen getoastete Weißbrotscheiben ausgetauscht.

4 × FRUCHTIG-PIKANTES …

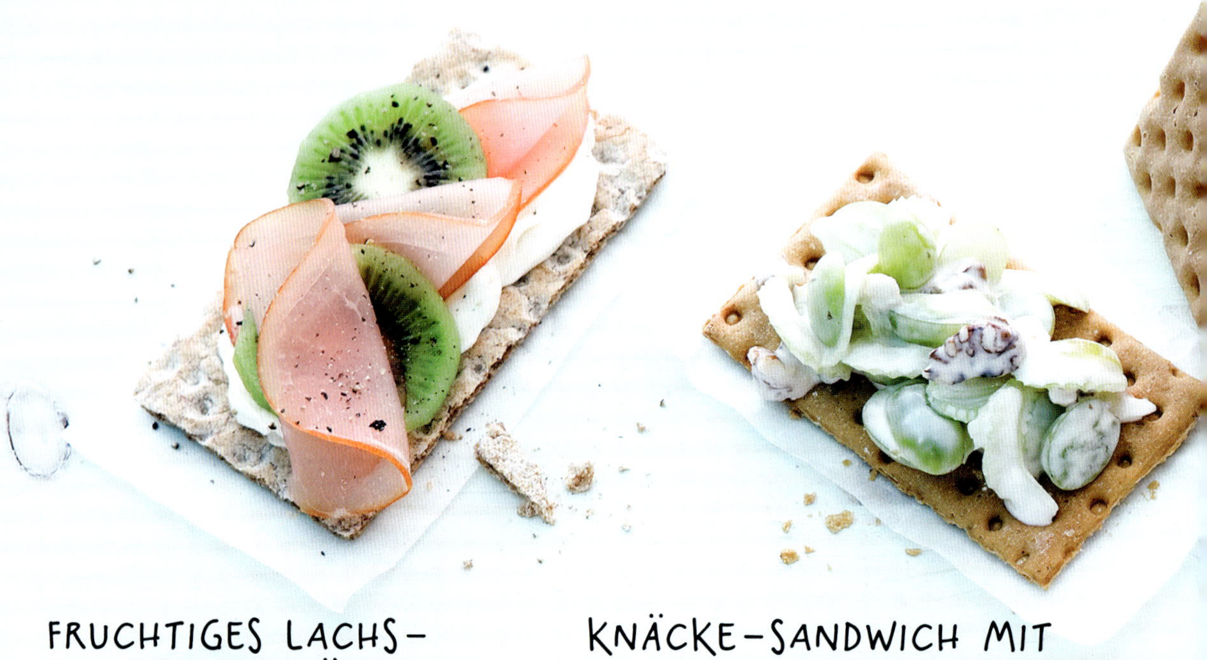

FRUCHTIGES LACHS-SCHINKEN-KNÄCKE

Für 2 Personen

2 **Kiwis** schälen und in Scheiben schneiden. 100 g **Frischkäse** (0,2 % Fett) mit 1 EL **Salatcreme** (leichte Mayonnaise-Alternative) verrühren. Die Frischkäsecreme dünn auf 4 Scheiben **Knäckebrot** streichen. Jedes Brot mit je 2 Scheiben **Lachsschinken** und den Kiwischeiben belegen, dann mit **Pfeffer** würzen.

ALLE, DIE NICHT ABNEHMEN WOLLEN, **tauschen das Knäckebrot gegen Buttertoast aus und es kommen noch etwas Mayonnaise und Sahnemeerrettich in die Creme.**

KNÄCKE-SANDWICH MIT WALNUSS-SELLERIE-DIP

Für 2 Personen

1 EL gehackte **Walnusskerne** in einer Pfanne ohne Fett unter Rühren rösten. 1 Stange **Staudensellerie** waschen, putzen und in sehr feine Scheiben schneiden. 50 g **kernlose Weintrauben** waschen, halbieren, mit Sellerie, Walnüssen, 100 g **Frischkäse** (0,2 % Fett), 1 EL **Salatcreme** (leichte Mayonnaise-Alternative) und 2 EL **Apfelsaft** verrühren. Dip mit **Salz** und **Pfeffer** würzen, auf 2 Scheiben **Knäckebrot** streichen und mit je 1 Scheibe **Knäckebrot** abdecken.

ALLE, DIE NICHT ABNEHMEN WOLLEN, **geben pro Person in den Dip noch 2 EL Schinkenwürfel (2 % Fett) und tauschen das Knäckebrot gegen Toastbrotscheiben aus.**

... für morgens, zwischendurch und immer dann, wenn der Hunger kommt.

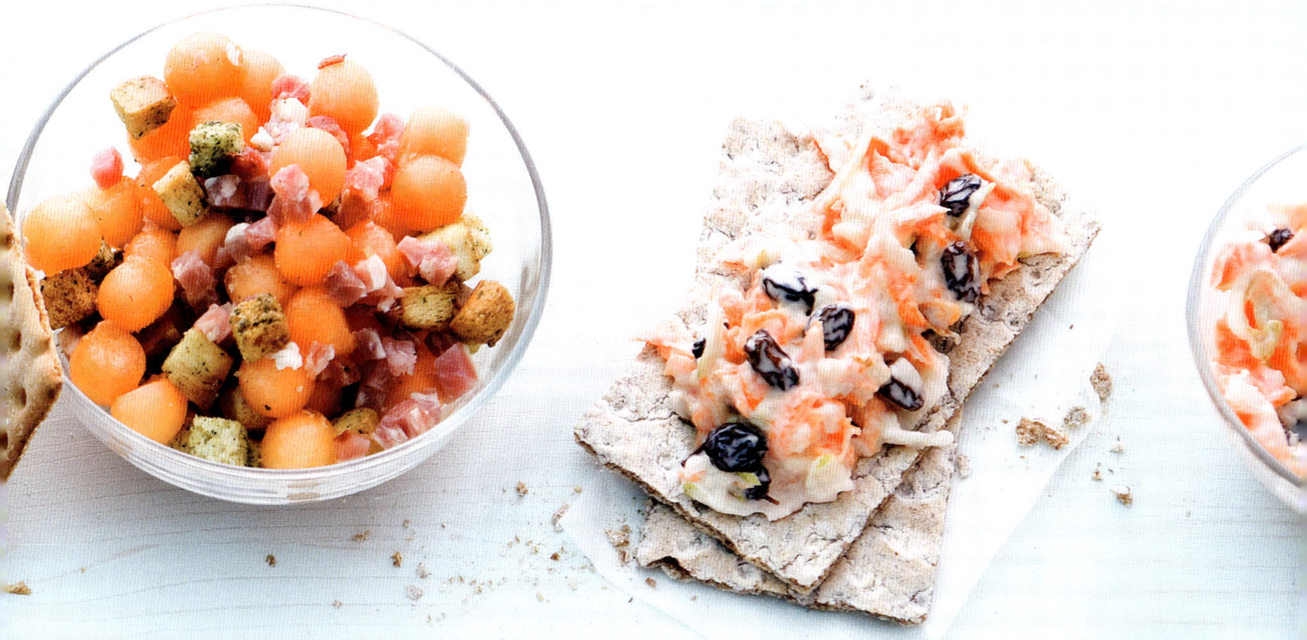

MELONENBÄLLCHEN MIT SCHINKENWÜRFELN

Für 2 Personen

½ **Cantaloupe-** oder **Galiamelone** von den Kernen befreien. Das Fruchtfleisch der Melone mit einem Kugelausstecher aus der Schale stechen. Die Melonenbällchen mit 100 g **Schinkenwürfeln** (2 % Fett) sowie 50 g **gewürzten Croûtonwürfeln** vermengen und mit **Pfeffer** und wenig **Salz** würzen.

ALLE, DIE NICHT ABNEHMEN WOLLEN,

essen zu den Melonenbällchen pro Person noch 1 Scheibe getoastetes und gebuttertes Toastbrot dazu.

KNÄCKE MIT BIRNEN-MÖHREN-AUFSTRICH

Für 2 Personen

1 **Möhre** (100 g) putzen und schälen. 1 **Birne** waschen, vom Kerngehäuse befreien und mit der Möhre grob raspeln. Die Birnen-Möhren-Mischung mit 3 EL **Rosinen** und 100 g **Frischkäse** (0,2 % Fett) vermengen und dick auf 4 Scheiben **Knäckebrot** streichen.

ALLE, DIE NICHT ABNEHMEN WOLLEN,

streichen die Birnen-Möhren-Mischung auf kurz getoastete, gebutterte Weißbrotscheiben.

4 × VON DER HAND IN DEN MUND …

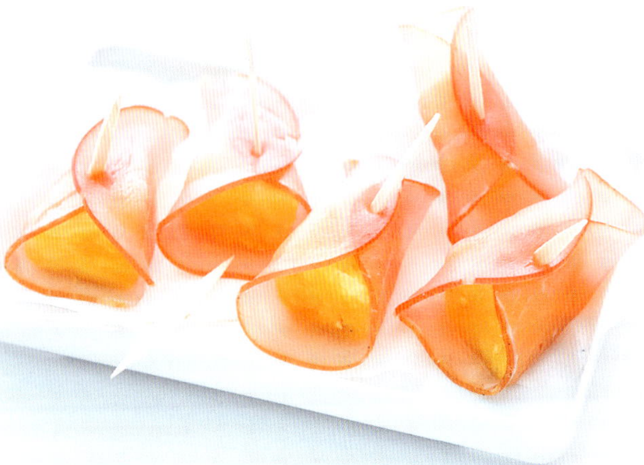

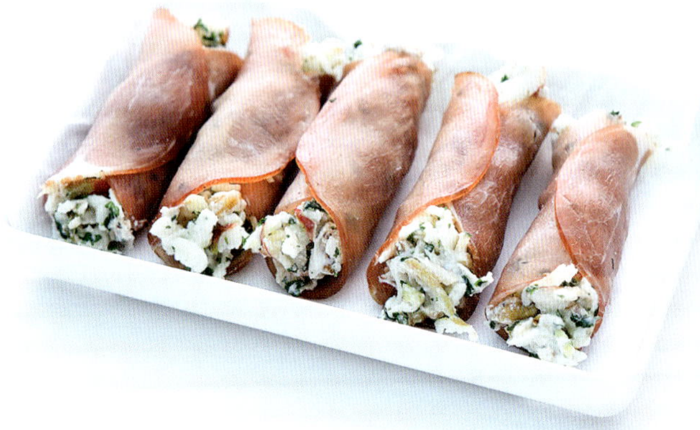

SCHINKEN-ANANAS-PÄCKCHEN

Für 2 Personen

300 g **Ananaswürfel** (Frischetheke) mit 200 g **Lachsschinkenscheiben** umwickeln und mit Holzzahnstochern feststecken. Sind die Ananasstücke zu klein, gleich mehrere in jede Schinkenscheibe wickeln.

APFELROHKOST IM SCHINKENMANTEL

Für 2 Personen

1 kleinen **Apfel** waschen, vom Kerngehäuse befreien und fein reiben. Die Apfelraspel mit 2 EL gehackten **Walnusskernen,** ½ Becher **TK-Petersilie** (20 g) und 50 g **Magerquark** verrühren. Die Apfelmischung mit **Salz** und **Pfeffer** würzen, auf 150 g **Lachsschinkenscheiben** streichen und diese aufrollen.

ALLE, DIE NICHT ABNEHMEN WOLLEN, krönen gebutterte Baguettebrötchenhälften mit den gefüllten Schinkenröllchen.

Hier kommen alle Naschkatzen voll auf ihre Kosten, und trotzdem bleibt das Kalorienkonto im grünen Bereich.

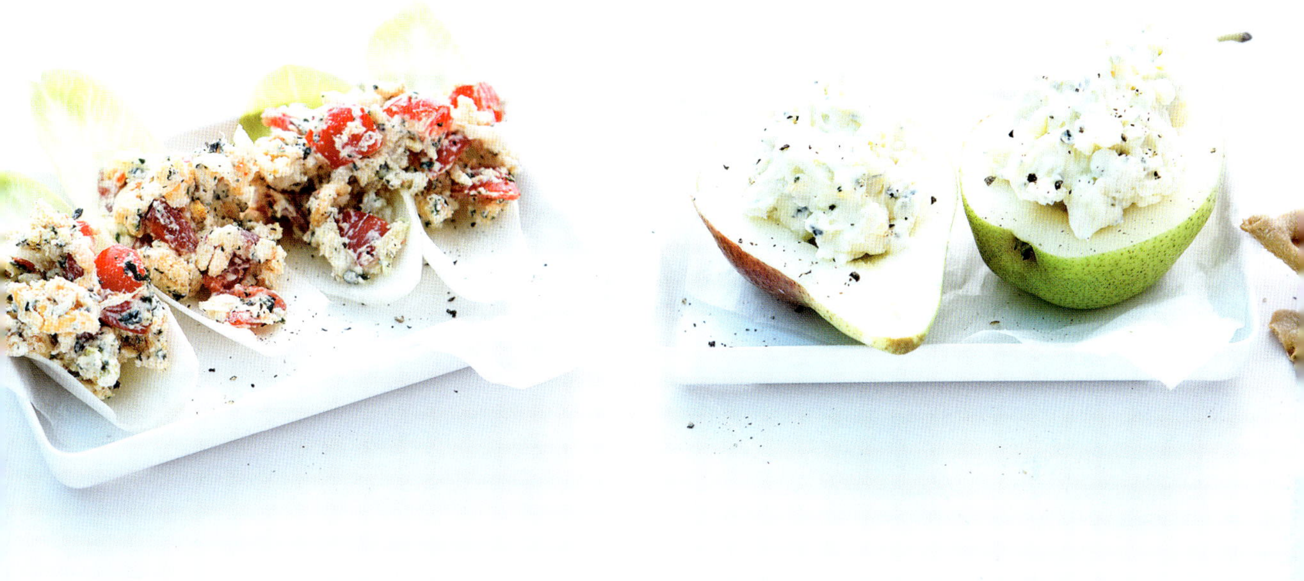

GEFÜLLTE CHICORÉE-BLÄTTER

Für 2 Personen

40 g **Paprika-Reiscracker** in kleine Stücke brechen. ½ **Chicorée** waschen, vom Strunk befreien und 4 äußere Blätter abtrennen. Den restlichen Chicorée klein schneiden. 6 kleine **Cocktailtomaten** waschen und ebenfalls klein schneiden. Tomatenstücke mit Reiscrackern, ½ Becher **TK-Basilikum** (20 g), 150 g **Magerquark** und dem klein geschnittenen Chicorée vermengen. Die Creme mit **Salz, Pfeffer** und ¼ TL **Currypulver** würzen und die Mischung in den beiseitegelegten Chicoréeblättern servieren.

BIRNE MIT BLAU-SCHIMMELKÄSECREME

Für 2 Personen

50 g **Blauschimmelkäse** und 100 g **Frischkäse** (0,2 % Fett) mit einer Gabel vermengen und die Creme mit **Salz** und **Pfeffer** würzen. 1 **Birne** waschen, halbieren, das Kerngehäuse entfernen und die Blauschimmelkäsecreme auf die Birnenhälften geben. Birnenhälften mit je 1 Scheibe **Knäckebrot** servieren.

ALLE, DIE NICHT ABNEHMEN WOLLEN, essen anstelle des Knäckebrotes Toastbrot mit Butter zur gefüllten Birnenhälfte.

DIE SCHNELLEN 4 FÜR FEINE DRINKS

GEMÜSESÄFTE

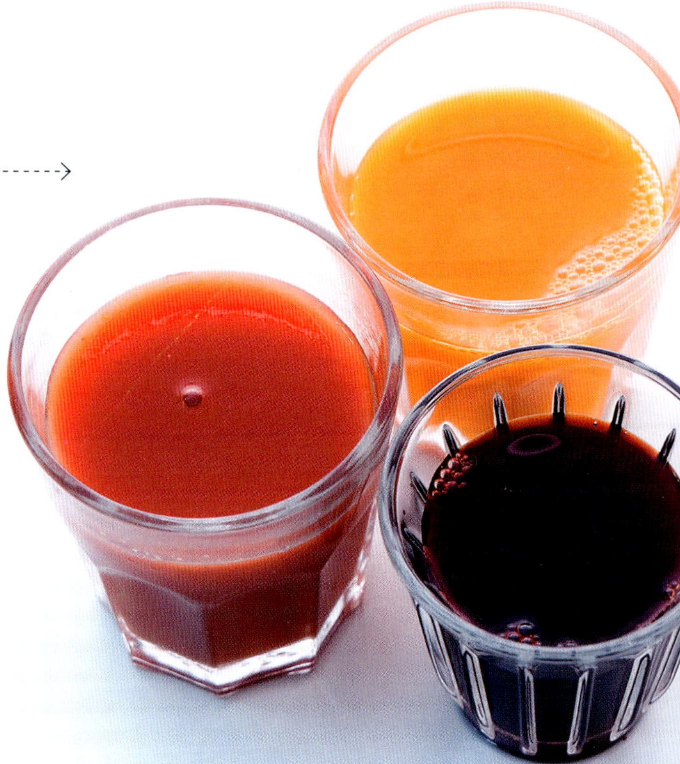

Reich an Aroma und Vitaminen, doch arm an Kalorien | pur nicht jedermanns/fraus Geschmack | doch gemixt mit süßen Säften, Milchprodukten, Gewürzen und Kräutern ein Durstlöscher vom Feinsten | Kostprobe gefällig? Dann unbedingt den **Sonnenanbeter-Drink** probieren: Dafür pro Portion 200 ml Möhrensaft, 200 ml Traubensaft und 1 TL Walnussöl miteinander verquirlen und genießen | wer es noch würziger mag, der sollte sich den **Pikanten Apfel-Paprika-Drink** (Seite 36) auf keinen Fall entgehen lassen.

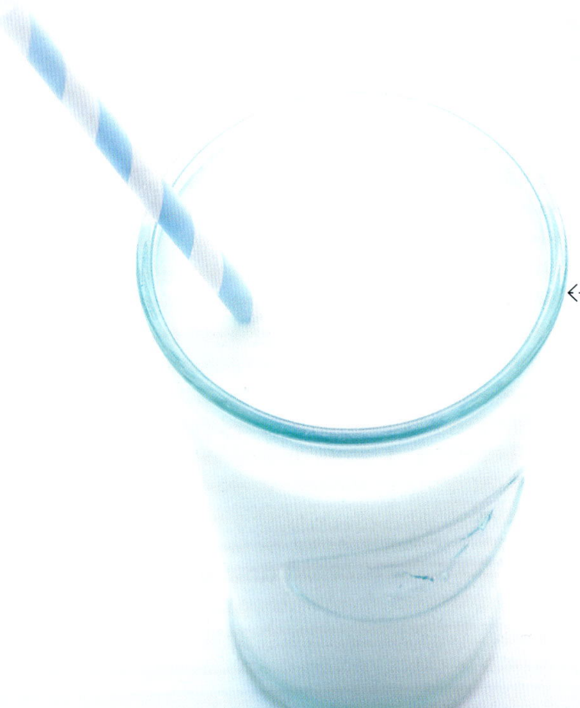

FETTARME MILCHPRODUKTE

Dazu gehören Buttermilch und Molke | schmecken nicht nur an heißen Sommertagen | püriert mit Früchten oder ganz fix mit Fruchtsäften verrührt wird aus der säuerlichen Milch in wenigen Sekunden zum Beispiel ein **Papaya-Walnuss-Drink** (Seite 35), der heißhungrige Geschmacksknospen sofort zufriedenstellt | oder für einen **Kiwi-Cocktail** pro Person 3 geschälte, grob gewürfelte Kiwis, 100 ml Molke, 50 ml hellen Traubensaft und 1 Päckchen Vanillezucker miteinander pürieren.

FRÜCHTETEES

Schmecken spärlich gesüßt eher fade | gemixt mit Säften, verfeinert mit Gewürzen und aufgepeppt mit den richtigen Kräutern kommen sie aber ohne viel Zucker groß raus | auf Teesorten achten, die möglichst ohne Aromastoffe auskommen | cremig kombiniert schmeckt Tee zum Beispiel als **Ananas-Apfel-Punsch:** Für 2 Gläser 250 ml Apfeltee mit 100 ml Ananassaft, 5 EL Kokosmilch und 100 g kleinen Ananasstücken fein pürieren | wer Früchtetee nicht mag, kann sich auch das Kräuterbeet ins Glas holen und den **Exotischen Beeren-Pfefferminz-Punch** (Seite 36) oder die **Minzlimonade** (Seite 37) am besten eiskalt schlürfen.

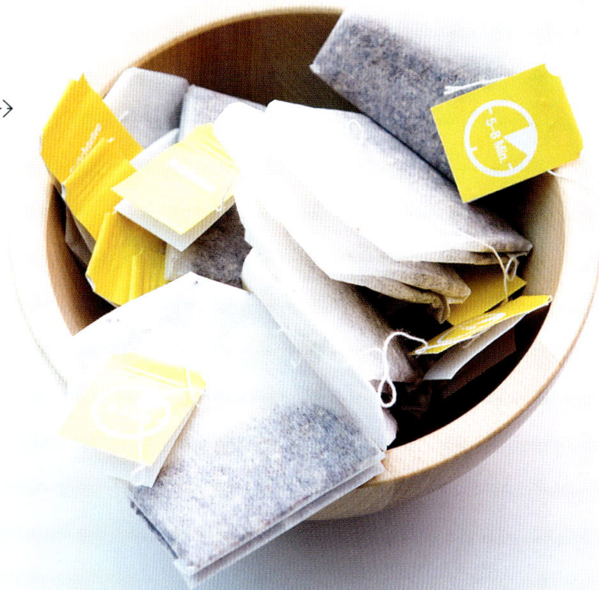

LEITUNGSWASSER

Das einzige Lebensmittel, für das in jeder Küche nur der Hahn aufgedreht werden muss | schneller, ständiger Zugriff und null Kalorien machen es zum besten Durstlöscher | in Deutschland dank stetiger Kontrollen in absolut guter Qualität verfügbar | ist die Basis zum Teekochen | wer ihm mehr Geschmack geben will, gibt einige Spritzer Zitronensaft, ein paar TK-Beeren oder Zitronenmelisseblätter hinzu. Ein echter **Cream-Cocktail** wird daraus, wenn Sie 100 ml Wasser mit 200 g gemischten TK-Beeren und 20 g Mandelmus ganz fein pürieren.

4 × CREMIGE DRINKS …

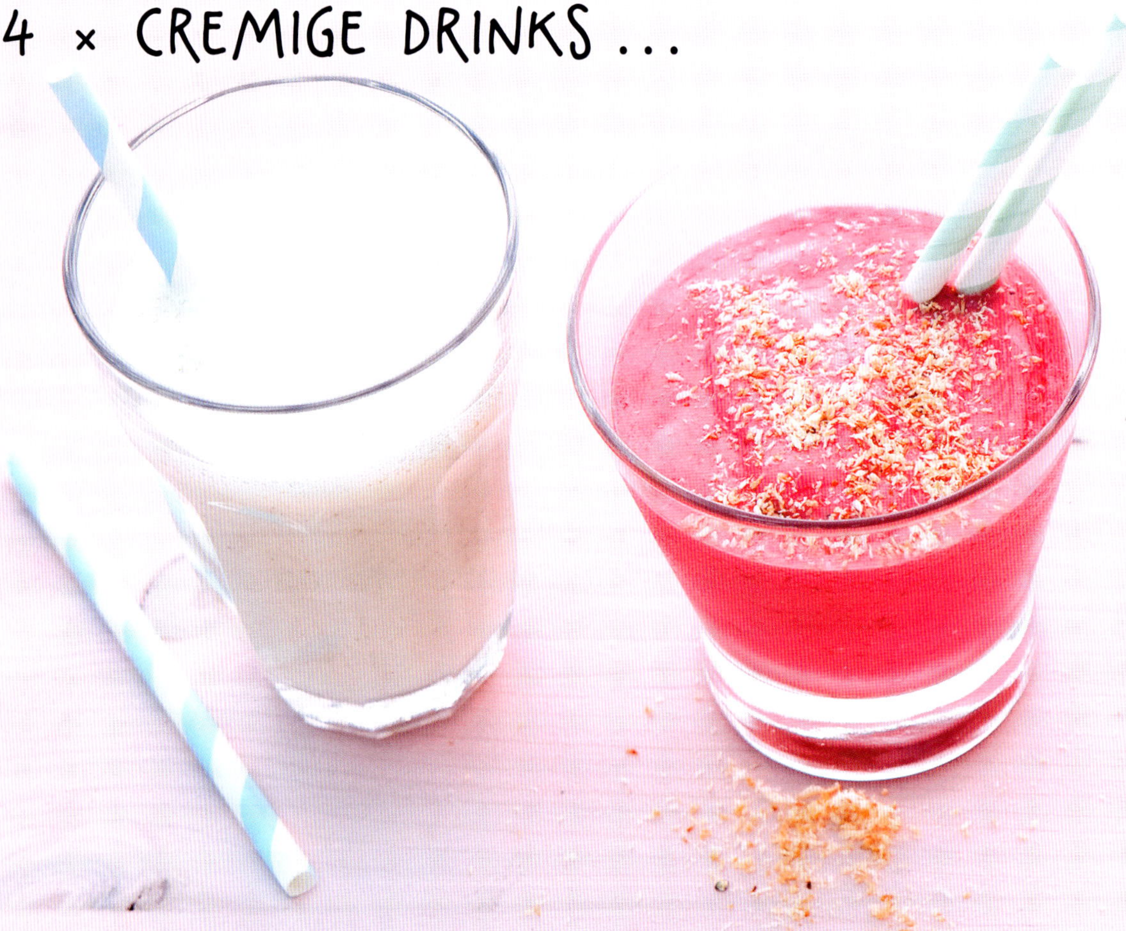

TRAUBEN-MANDEL-DRINK

Für 2 Personen

150 g **fettarmen Joghurt** (1,5 % Fett) mit 300 ml **hellem Traubensaft** und 1 EL **Mandelmus** verrühren. 1 TL **Zimtpulver** einrühren. Den Drink auf zwei hohe Gläser verteilen.

HIMBEER-KOKOS-FLIP

Für 2 Personen

1 EL **Kokosraspeln** in einer Pfanne ohne Fett unter Rühren kurz bei starker Hitze anrösten. 100 ml **fettarme Milch** (1,5 % Fett) erhitzen, mit 300 g **TK-Himbeeren** und 100 ml **Kokosmilch** pürieren. Den Flip auf zwei Gläser verteilen und mit den gerösteten Kokosraspeln bestreuen.

... für alle, die morgens noch nichts beißen möchten.

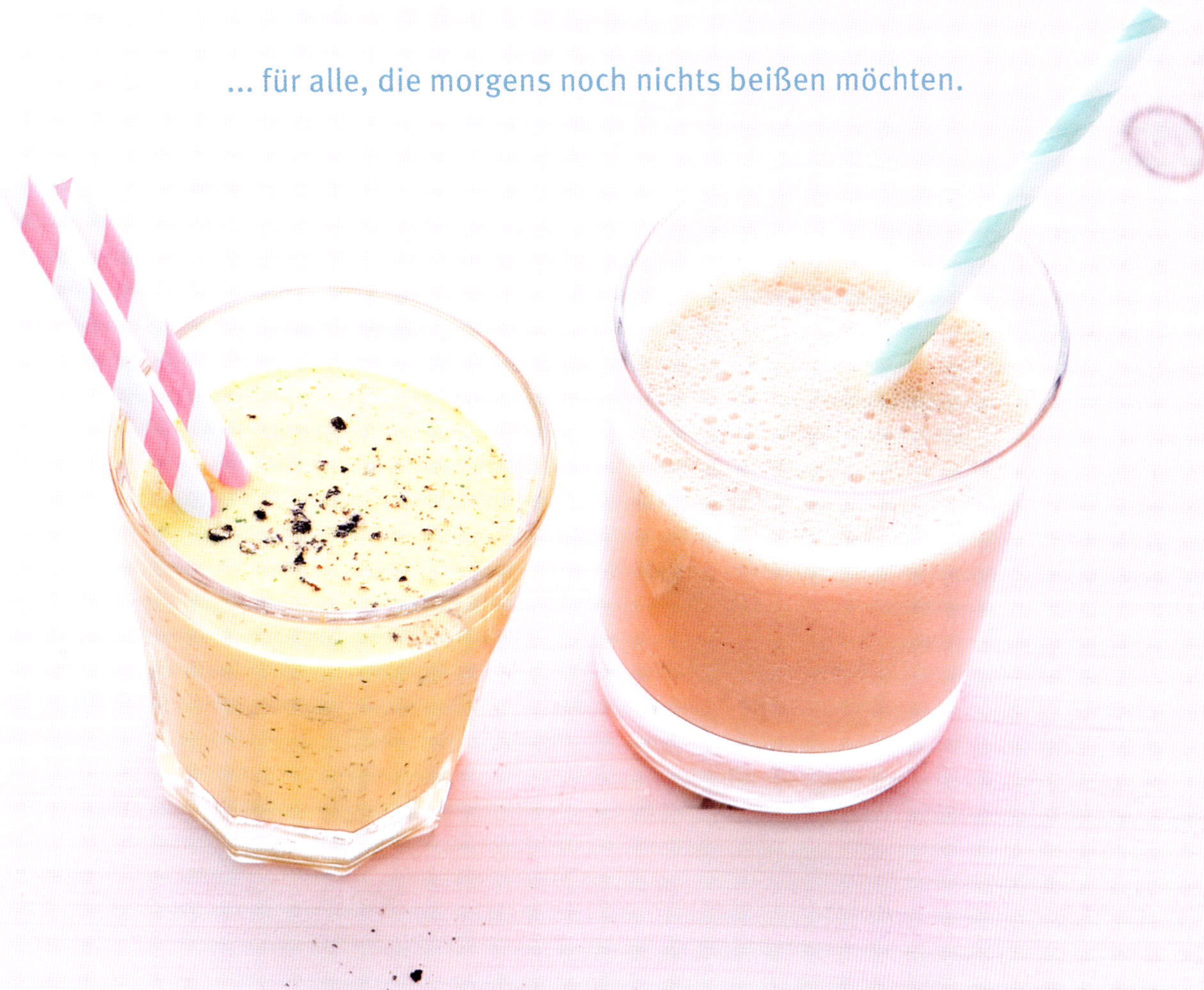

MELONEN-GURKEN-DRINK

Für 2 Personen

½ **Cantaloupe-** oder **Galia-Melone** (ca. 200 g) von den Kernen befreien und das Fruchtfleisch in mundgerechten Stücken aus der Schale schneiden. Die Melonenstücke mit 2 kleinen **Gewürzgurken** (ca. 80 g), 40 g **Mandelmus,** 100 g **Frischkäse** (0,2 % Fett) und ½ Becher **TK-Dill** (20 g) pürieren. Den Drink mit **Salz** und **Pfeffer** würzen und auf zwei Gläser verteilen.

PAPAYA-WALNUSS-DRINK

Für 2 Personen

Aus ½ **Papaya** die Kerne herausschaben, das Fruchtfleisch schälen und grob würfeln. Die Papayawürfel mit 200 ml **Ananassaft,** 3 EL gehackten **Walnusskernen,** 1 Päckchen **Vanillezucker** und 100 ml **Buttermilch** mit dem Pürierstab sehr fein mixen. Den Drink auf zwei große Saftgläser verteilen und mit **kohlensäurehaltigem Mineralwasser** auffüllen.

4 × ERFRISCHEND AUFGEMIXT ...

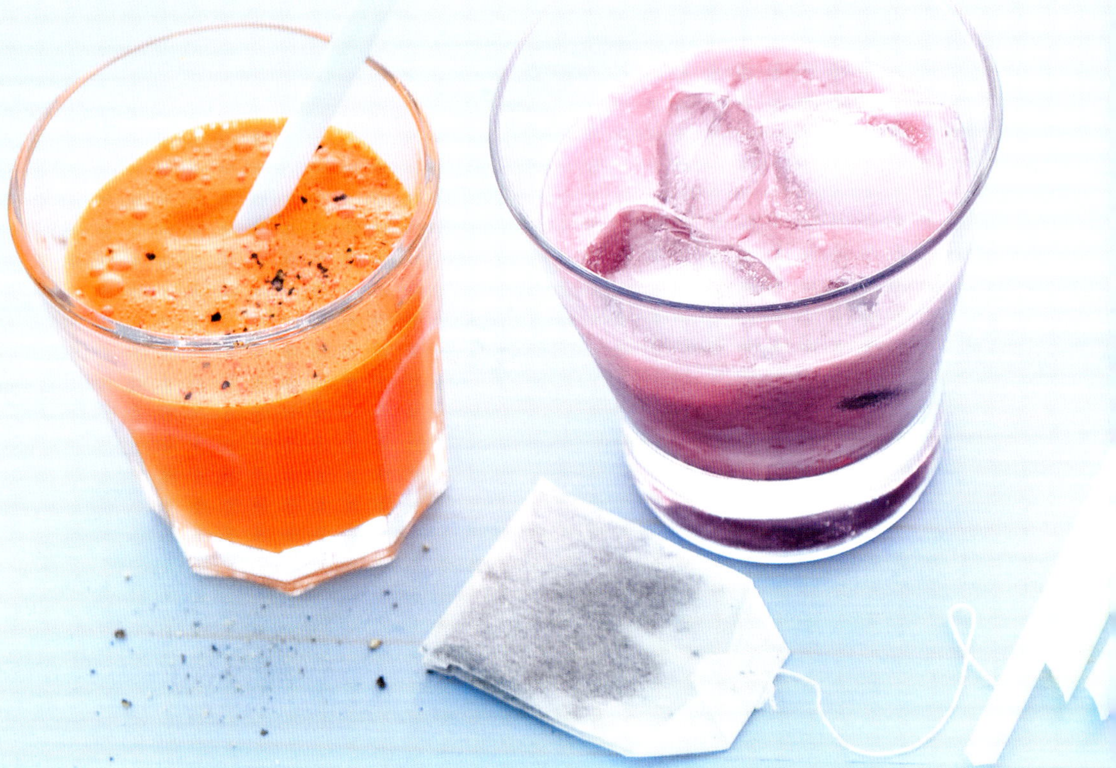

PIKANTER APFEL-PAPRIKA-DRINK

Für 2 Personen

1 **rote Paprikaschote** halbieren, von Kerngehäuse und weißen Innenhäuten befreien, waschen, grob würfeln und mit 1 EL **Walnussöl**, 100 ml **Möhrensaft** und 200 ml **Apfelsaft** pürieren. Den Drink auf zwei Gläser verteilen und mit **Pfeffer** würzen.

EXOTISCHER BEEREN-PFEFFERMINZTEE-PUNCH

Für 2 Personen

1 Beutel **Pfefferminztee** mit 100 ml kochendem **Wasser** überbrühen und 5 Min. ziehen lassen. Dann den Teebeutel entfernen und den heißen Tee mit 300 ml eiskaltem **Holundersaft** (gibt's im gut sortierten Supermarkt), 100 ml **Kokosmilch** und 1 Päckchen **Vanillezucker** verrühren. Den Punch auf zwei Gläser verteilen und mit **Eiswürfeln** servieren.

... für alle, die grade mal keine Lust auf Wasser haben.

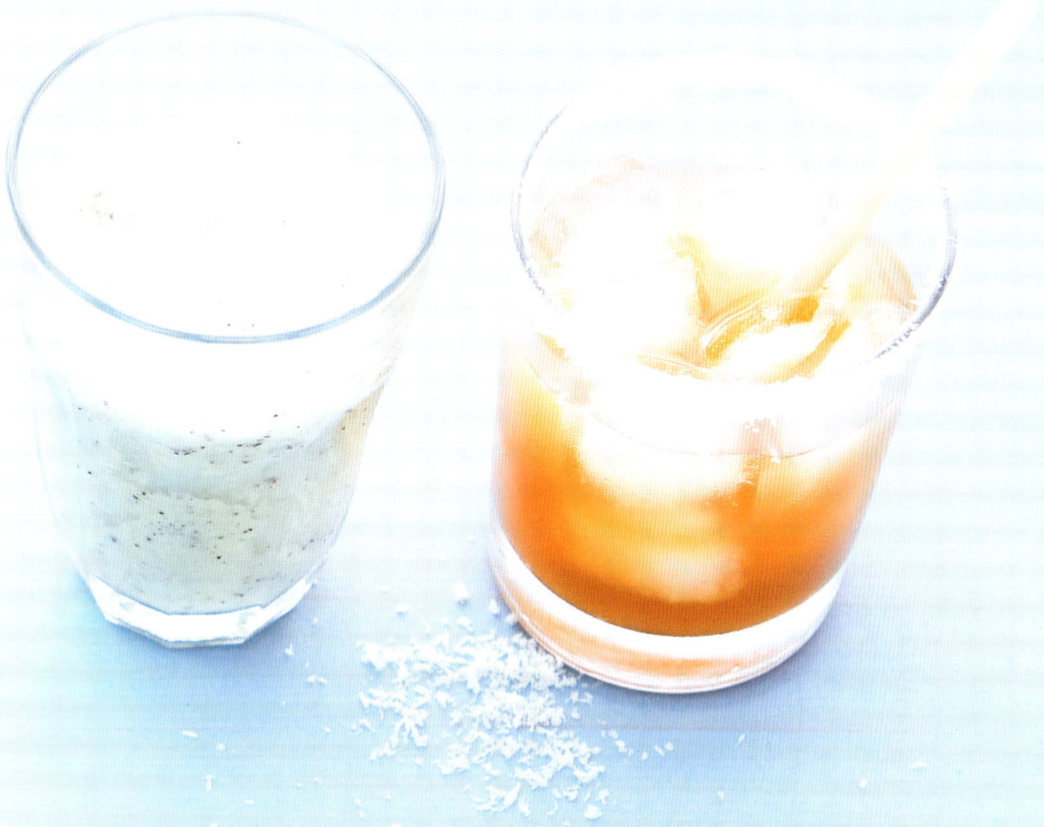

BIRNEN-KIWI-SCHORLE

Für 2 Personen

4 **Kiwis** schälen und grob würfeln. Die Kiwiwürfel mit 20 g **Mandelmus** und 300 ml **Birnensaft** pürieren. Das Püree mit 100 ml **kohlensäurehaltigem Mineralwasser** aufgießen und die Schorle auf zwei hohe Gläser verteilen.

MINZLIMONADE

Für 2 Personen

1 Beutel **Pfefferminztee** mit 200 ml kochendem **Wasser** übergießen und 5 Min. ziehen lassen. Den Teebeutel entfernen und den Tee mit 300 ml eiskaltem **Ananassaft** und 1 Päckchen **Vanillezucker** verrühren. Die Ränder von zwei hohen Gläsern leicht anfeuchten. 30 g **Kokosraspeln** auf einem flachen Teller verteilen und die Glasränder hineindrücken, sodass die Kokosraspeln daran haften bleiben. Die Limonade auf die Gläser verteilen, nach Belieben **Eiswürfel** in den Drink geben und diesen mit den restlichen Kokosraspeln bestreuen.

WARME HAUPTMAHLZEITEN MIT 400 KCAL

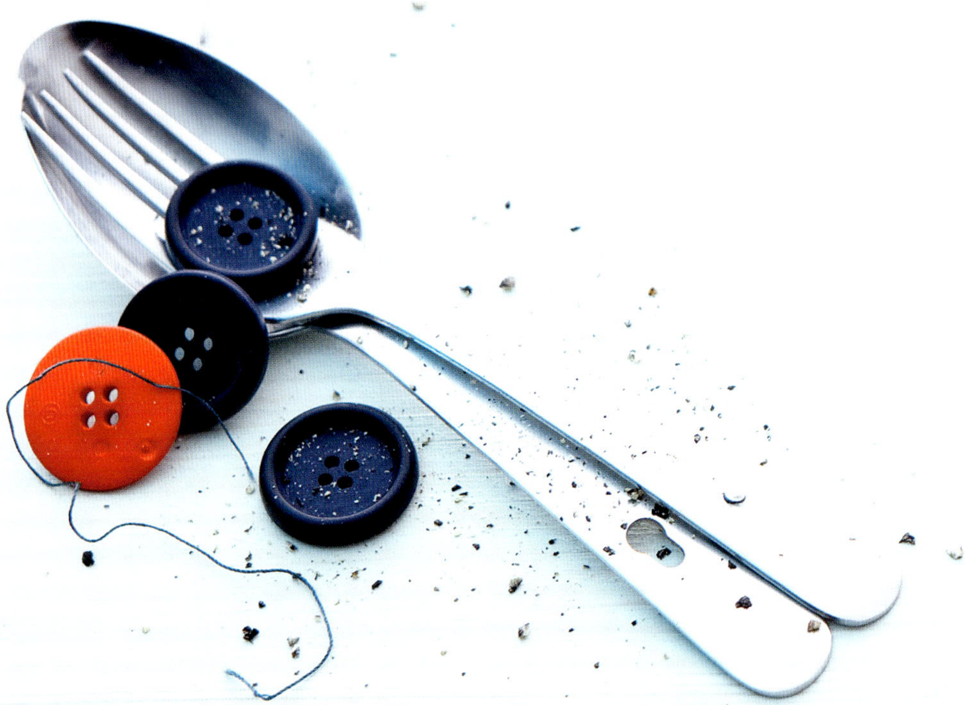

Lassen niemanden kalt, ganz gleich ob mittags oder abends!

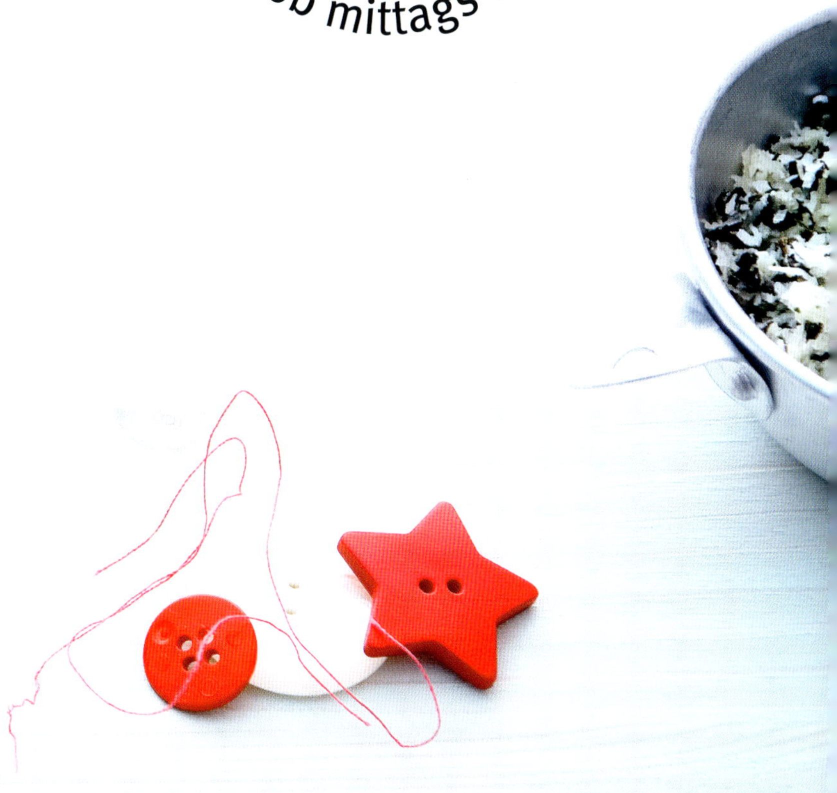

DIE SCHNELLEN 4 FÜR DIE WARME KÜCHE

HÜLSENFRÜCHTE

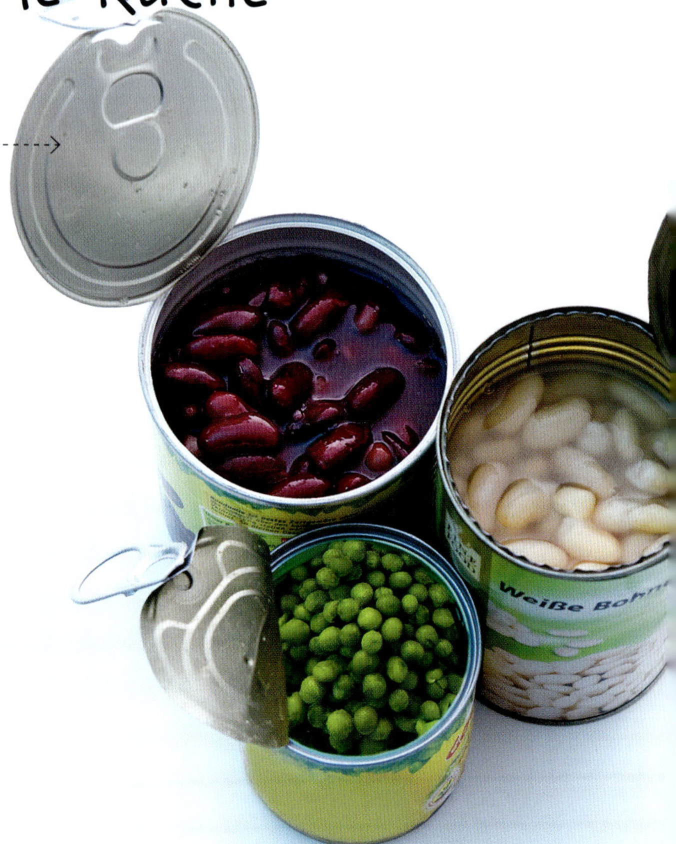

Egal ob aus der Dose oder getrocknet und eingeweicht, sie sind super Sattmacher, die dem Körper langanhaltend Energie geben | ideal zum Abnehmen | damit daraus schnelle Lebensmittel werden, entweder aus der Dose Kidneybohnen für die **Tex-Mex-Pfanne** (Seite 70), Kichererbsen für die **Kichererbsensuppe mit Makrele** (Seite 56) verwenden oder schnell kochende kleine Linsentypen (Belugalinsen oder rote Linsen), z. B. für die **Linsenfrikadellen mit Auberginengemüse** (Seite 52) bevorzugen | bester Beweis für schnelle Hülsenfrüchte: 5 EL rote Linsen in 150 ml Instant-Gemüsebrühe 10 Min. bei schwacher Hitze garen, 1 kleinen Apfel vierteln, ohne Kerngehäuse fein würfeln und mit ¼ Becher TK-Schnittlauch (10 g) und 2 EL Orangensaft die letzten 2 Min. mitgaren. Das **Linsengemüse** mit Salz und Currypulver würzen und zum Minutenschnitzel servieren.

MINUTENSCHNITZEL

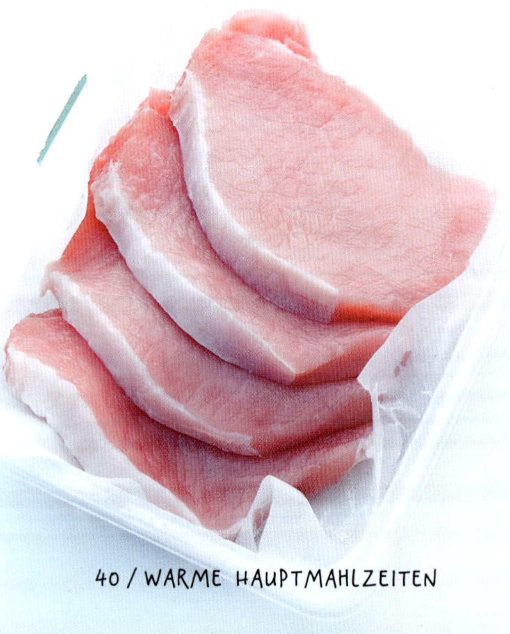

Versprechen nicht zu viel: Pro Seite 1 gute Minute braten, wenden, fertig | enthalten fast kein Fett – sind also geradezu gemacht fürs faule Abnehmen | eine Marinade, zum Beispiel aus Sojasauce oder Basilikumpesto verleiht ihnen noch mehr Geschmack | schnell und diättauglich kommen sie als **Zuckerschoten-Schnitzel mit Quarkdip** (Seite 74), **Ruckzuck-Schnitzel mit weißen Bohnen und Birne** (Seite 78) und **Minutenschnitzel mit Avocado-Salsa** (Seite 80) daher.

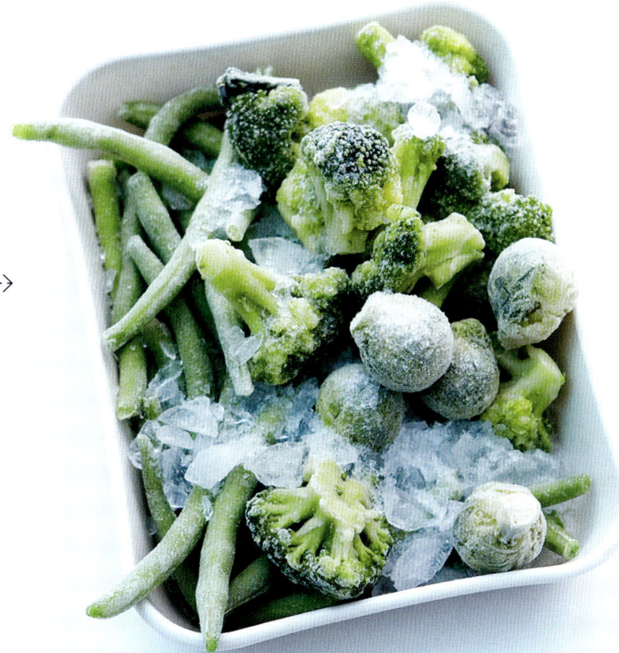

TK-GEMÜSE

Extrem praktisch, weil fertig geputzt, klein geschnitten und fast fettfrei | sollte fürs faule Abnehmen griffbereit im Tiefkühlfach lagern | in der Kälte bleiben die Vitamine optimal erhalten | für jeden Geschmack hat das TK-Angebot was zu bieten | Tiefkühlgemüse senken Putz-, Schnippel- und Kochzeiten, kein lästiges Schneiden mehr, wie die **Rosenkohl-Nudel-Pfanne** (Seite 60) oder das **Zuckerschoten-Schnitzel mit Quarkdip** (Seite 74) zeigen. Für den **Brokkoli-Kabeljau-Topf** (Seite 58) ist beim TK-Brokkoli der Strunk bereits abgeschnitten und – Saisongemüse, wie die Bohnen in der **Tex-Mex-Pfanne** (Seite 70) oder der Spinat in der **Spinat-Auberginen-Lasagne** (Seite 48), wäre ohne TK-Ware nur selten frisch zu bekommen.

FISCHFILET

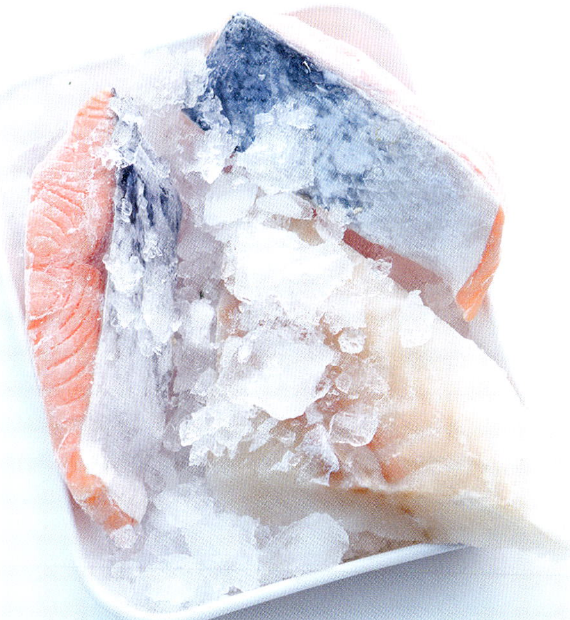

Vom Händler in die gewünschten Portionen zerteilen und entgräten lassen oder tiefgekühlt kaufen | braucht in der Pfanne gedünstet nur wenige Minuten und hat mit Ausnahme der Fettfische Lachs, Hering, Thunfisch und Makrele kaum Kalorien | doch selbst die fetten Fische sind beim Abnehmen nicht verboten, weil ihre hochaktiven mehrfach ungesättigten Fettsäuren den Kreislauf jung halten | auch geräuchert schmecken Lachs, Makrele oder Forelle hervorragend, beispielsweise in der **Kichererbsensuppe mit Makrele** (Seite 56) | ganz schlank schwimmt **Rotbarsch auf Spinat mit Spaghetti** (Seite 54) oder **Seelachsfilet mit Tomatensugo** (Seite 55) auf den Teller | und wer beim Fischkauf an die Meeresumwelt denkt, achtet auf das MSC-Siegel für Fischarten, die es noch reichlich im Meer gibt.

4 × SCHNELLES AUS DEM BACKOFEN …

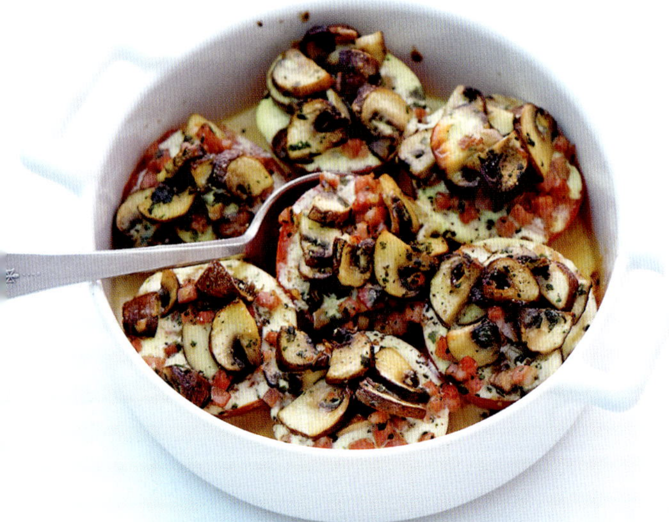

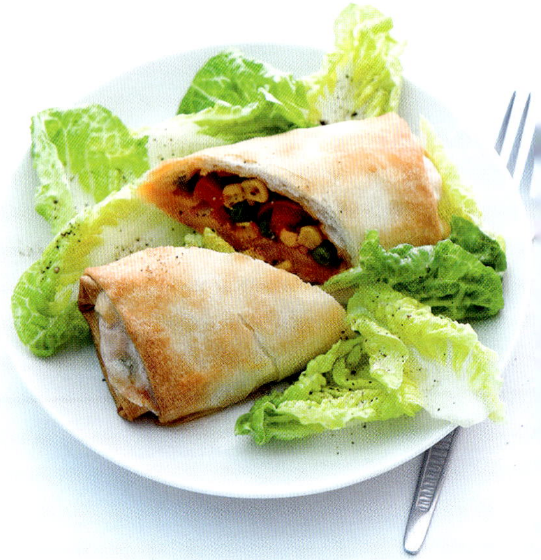

TOMATENGRATIN

Für 2 Personen

400 g **Champignons** mit Küchenpapier abreiben und in dünne Scheiben schneiden. 2 EL **Olivenöl** in einem Topf erhitzen. Die Champignons mit 200 g **Schinkenwürfeln** (2 % Fett) und 1 Becher **TK-Basilikum** (40 g) darin ca. 4 Min. bei mittlerer Hitze dünsten. Den Backofen auf 200° (Umluft 180°) vorheizen. 8 **Tomaten** waschen, von den Stielansätzen befreien und halbieren. Mit der Schnittfläche nach oben in eine Auflaufform setzen und dünn mit ½ TL **süßem Senf** bestreichen. Die Pilz-Schinken-Masse auf den Tomaten verteilen. 1 **Ei** mit 100 g **Frischkäse** (0,2 % Fett) verrühren, den Guss mit **Salz** und **Pfeffer** würzen, auf die gefüllten Tomaten geben und diese im vorgeheizten Ofen (Mitte) ca. 15 Min. garen.

STRUDELPÄCKCHEN

Für 2 Personen

Den Backofen auf 180° (Umluft 160°) vorheizen. 1 kleine rote **Paprikaschote** halbieren, putzen, waschen, klein würfeln. Paprika, 3 EL **mildes Ajvar,** ½ TL getrockneten **Oregano,** 100 g abgetropften **Mais** (aus der Dose) und 100 g **TK-Erbsen** mischen. 4 Blätter **Strudelteig** (je 25 g; aus dem Kühlregal) mit der Füllung belegen, rundherum einen 3 cm breiten Rand frei lassen, Seitenränder einschlagen, Teig aufrollen. Strudel auf ein mit Backpapier belegtes Backblech legen, mit 1 verquirlten **Eiweiß** bestreichen, im heißen Ofen (Mitte) ca. 15 Min. backen. 1 **Mini-Romanasalat** waschen, putzen, zerpflücken, auf zwei Teller verteilen. 1 EL **Walnussöl,** 1 EL **Aceto balsamico bianco,** 3 EL **Apfelsaft, Salz** und **Pfeffer** verrühren. Dressing auf den Salat geben. Diesen mit den Strudeln servieren.

Vorheizen, schnell reinschieben, langsam genießen.

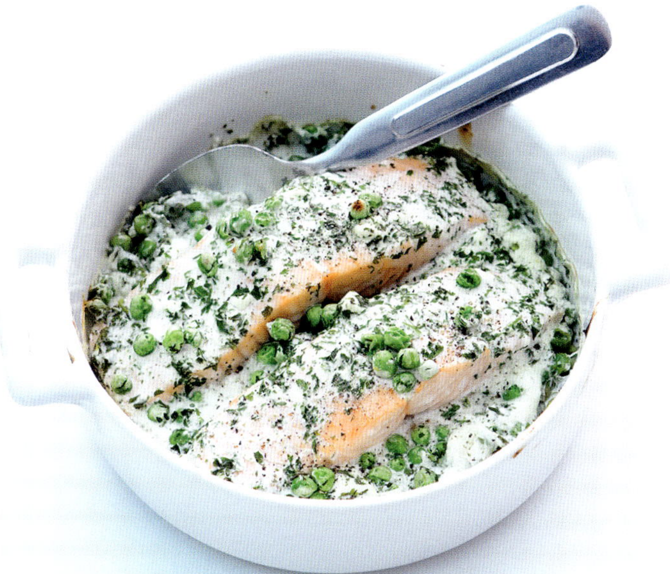

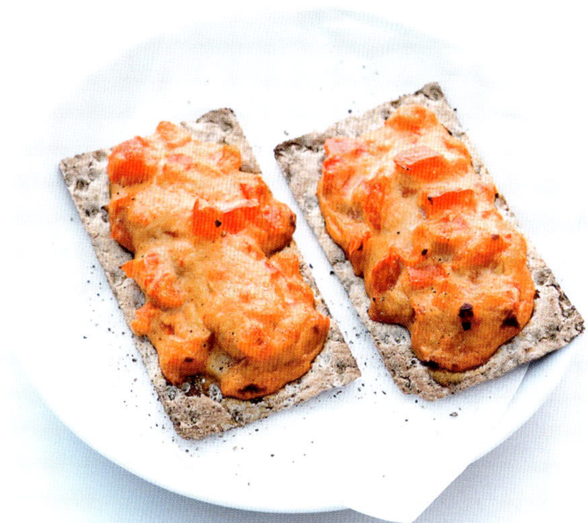

ERBSEN-LACHS-AUFLAUF

Für 2 Personen

Den Backofen auf 200° (Umluft 180°) vorheizen. 200 g **Frischkäse** (0,2 % Fett) und 100 ml **Instant-Gemüsebrühe** verrühren, mit **Salz, Pfeffer,** frisch geriebener **Muskatnuss** und 1 Becher **TK-Petersilie** (40 g) würzen. 200 g **TK-Lachsfilets** und 300 g **TK-Erbsen** in eine kleine Auflaufform geben. Die Frischkäsemasse darauf verteilen. Den Auflauf im vorgeheizten Backofen (Mitte) ca. 15 Min. überbacken.

GRATINIERTES GEMÜSEBROT

Für 2 Personen

Den Backofen auf 220° (Umluft 200°) vorheizen. 8 kleine **Tomaten** waschen, die Stielansätze entfernen und das Fruchtfleisch in Würfel schneiden. 1 EL **Rapsöl** in einem Topf erhitzen und die Tomatenwürfel kurz darin bei schwacher Hitze andünsten. 50 g **Parmesan** reiben, mit 1 **Eigelb** und 100 g **Magerquark** vermengen, zu den gedünsteten Tomaten geben und die Tomaten-Quark-Masse mit **Salz, Pfeffer**, 1 Prise **rosenscharfem Paprikapulver** und 1 Prise **Zucker** würzen. Die Masse dick auf 6 Scheiben **Knäckebrot** geben und im vorgeheizten Ofen (Mitte) 10 Min. überbacken.

GEMÜSETOPF MIT NUDELN UND LINSEN

Schlanker Sattmacher dank vieler Ballaststoffe

FÜR 2 PERSONEN

100 g Bandnudeln
Salz
1 Knoblauchzehe
1 Möhre
2 Stangen Staudensellerie
1 EL Rapsöl
100 g gelbe Linsen
250 ml Instant-Gemüsebrühe
1 EL Aceto balsamico
1–1½ TL Currypulver
Pfeffer

ZUBEREITUNGSZEIT: 25 MIN.

1 Die Bandnudeln in reichlich kochendem Salzwasser nach Packungsangabe bissfest garen.

2 Den Knoblauch schälen und durch die Presse drücken. Die Möhre putzen, schälen und in feine Würfel schneiden. Den Staudensellerie putzen, waschen und in sehr dünne Scheiben schneiden.

3 In einem Topf das Öl erhitzen und die Linsen darin unter Rühren bei starker Hitze kurz dünsten. Gemüse und Knoblauch dazugeben, kurz mitdünsten, dann mit der Gemüsebrühe ablöschen. Die Linsen bei schwacher Hitze zugedeckt in ca. 15 Min. garen. Die Bandnudeln in ein Sieb abgießen und abtropfen lassen.

4 Aceto balsamico und 1 TL Currypulver verrühren, mit den Nudeln unter das Linsengemüse mischen und alles mit Salz, evtl. noch Currypulver und Pfeffer erneut abschmecken.

ALLE, DIE NICHT ABNEHMEN WOLLEN,
verdoppeln die Nudelportion.

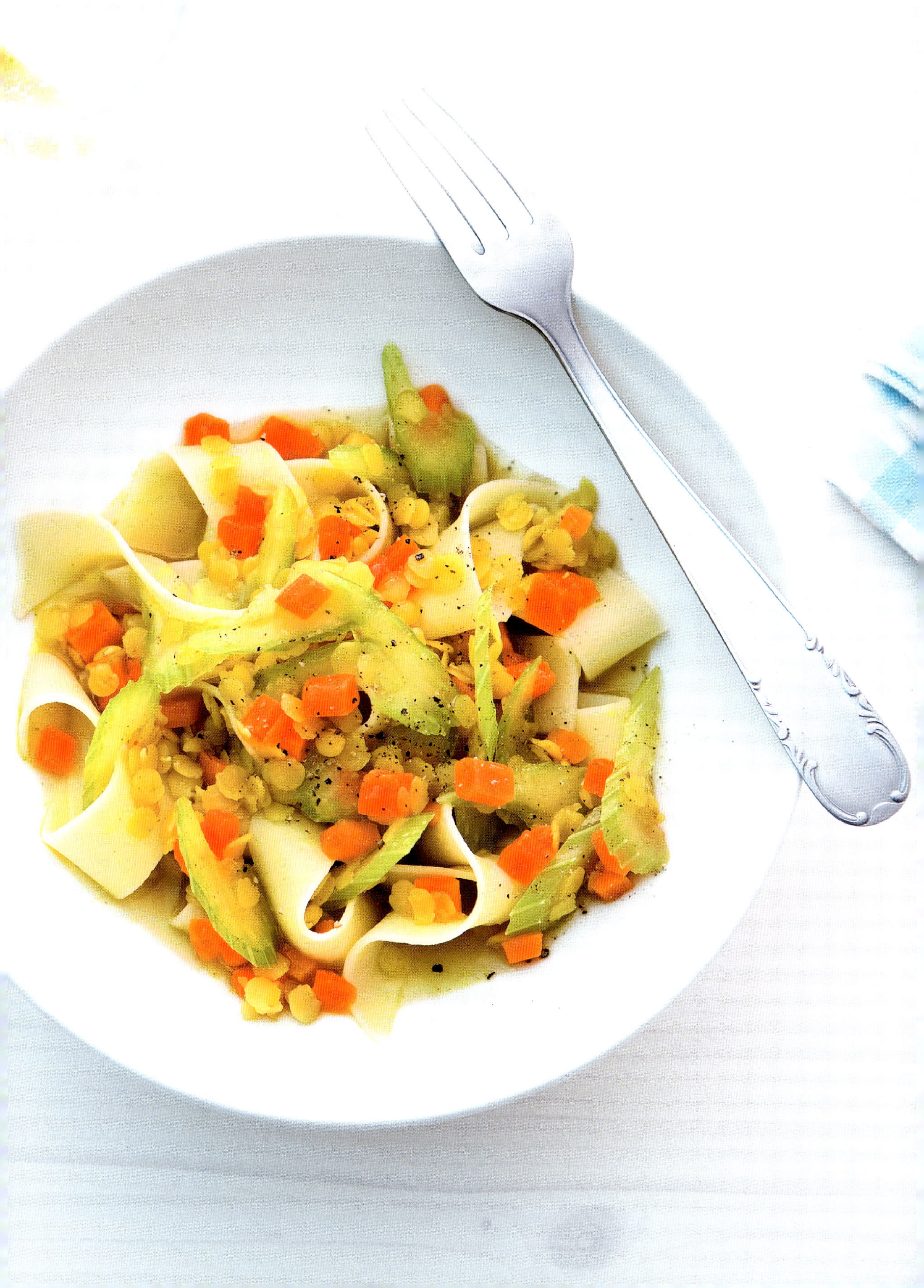

DEFTIGE MINESTRONE AVANTI

Ratz-fatz-Küche aus der Dose

FÜR 2 PERSONEN

- **150 g Kidneybohnen** (aus der Dose)
- **100 g Mais** (aus der Dose)
- **500 ml Tomatensaft**
- **400 ml Instant-Gemüsebrühe**
- **1 Knoblauchzehe**
- **1 EL Kartoffelstärke**
- **150 g TK-Erbsen**
- **1 TL Zitronensaft**
- **Salz**
- **Pfeffer**
- **1 Prise Chilipulver**
- **¼ TL mildes Currypulver**
- **60 g Parmesan**
- **1 Becher TK-Basilikum** (40 g)
- **1 EL Olivenöl**

ZUBEREITUNGSZEIT: 15 MIN.

1 Die Kidneybohnen und den Mais abtropfen lassen. Tomatensaft und Gemüsebrühe mischen. Den Knoblauch schälen und dazupressen. 5 EL Tomatensaft-Brühe-Mischung mit der Kartoffelstärke verrühren, mit der restlichen Saft-Brühe-Mischung, Kidneybohnen, Mais und den gefrorenen Erbsen in einen Topf geben und aufkochen.

2 Die Suppe mit Zitronensaft, Salz, Pfeffer, Chilipulver und Curry würzen und in ca. 5 Min. bei schwacher Hitze zugedeckt garen.

3 Den Parmesan reiben und mit Basilikum und Öl vermengen. Die Minestrone auf zwei tiefe Teller verteilen und mit der Basilikum-Parmesan-Mischung bestreuen.

ALLE, DIE NICHT ABNEHMEN WOLLEN,

garen pro Person noch 50 g kleine Suppennudeln separat in reichlich kochendem Salzwasser nach Packungsangabe bissfest und geben diese kurz vor dem Servieren mit in die jeweiligen Suppenteller.

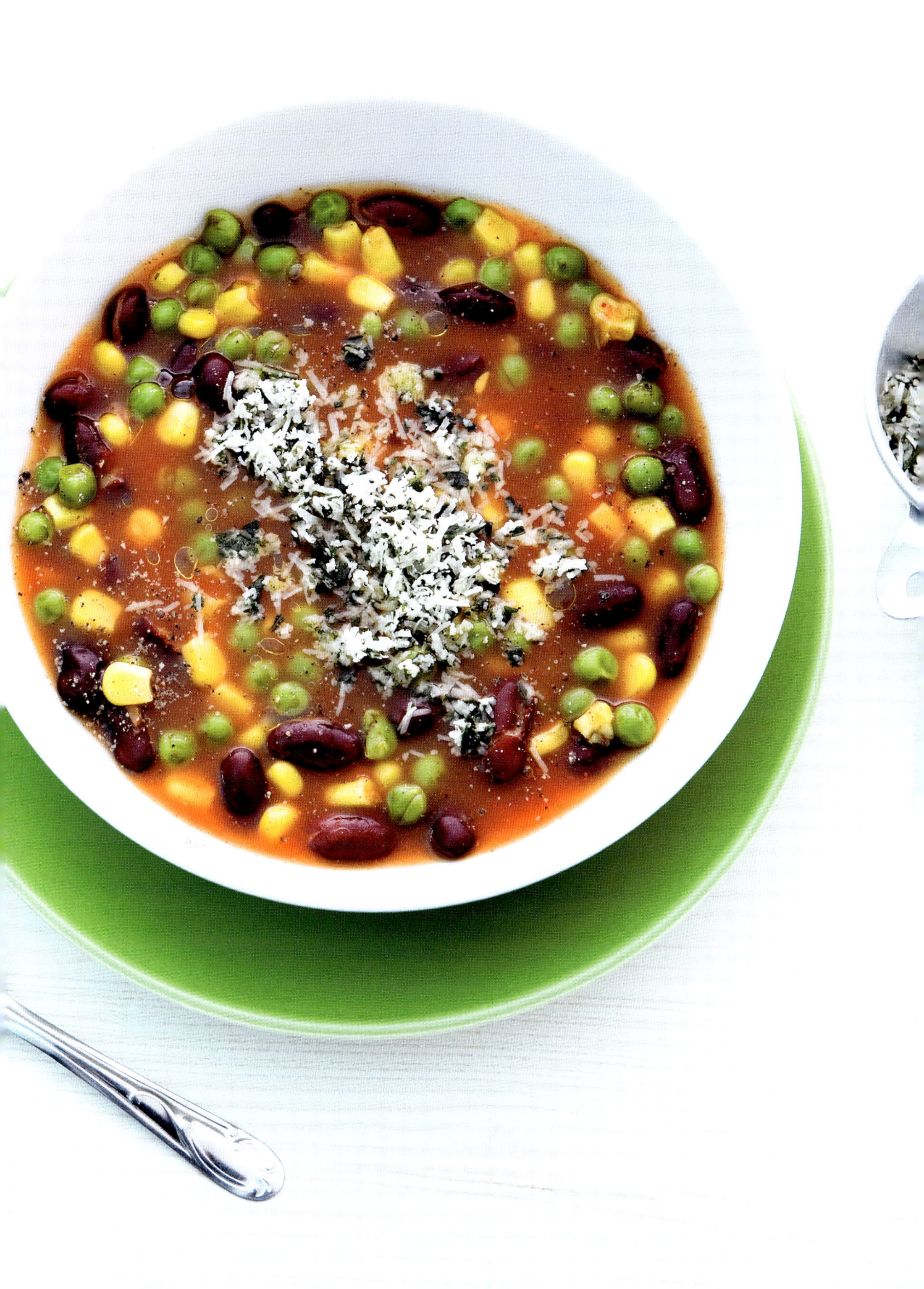

SPINAT-AUBERGINEN-LASAGNE

Schicht für Schicht der Beweis, dass Aubergine auch ohne viel Fett superlecker schmeckt.

FÜR 2 PERSONEN

50 g Parmesan
1 kleine Aubergine
2 EL Olivenöl
300 g TK-Blattspinat
4 Tomaten
½ TL getrockneter Rosmarin
½ TL getrockneter Thymian
Salz
Pfeffer
2 EL mildes Ajvar
60 g Instant-Couscous
frisch geriebene Muskatnuss

ZUBEREITUNGSZEIT: 20 MIN. + 15 MIN. BACKEN

1 Den Backofen auf 200° (Umluft 180°) vorheizen. Den Parmesan fein reiben. Die Aubergine putzen, waschen und längs in 8 dünne Scheiben schneiden. In einer großen beschichteten Pfanne das Öl erhitzen und die Auberginenscheiben bei mittlerer Hitze pro Seite ca. 2 Min. darin anbraten. Die Auberginenscheiben herausnehmen und den TK-Spinat in der geschlossenen Pfanne ca. 5 Min. bei mittlerer Hitze antauen lassen.

2 Die Tomaten waschen, von den Stielansätzen befreien und in Scheiben schneiden. Eine Auflaufform mit der Hälfte der Tomatenscheiben auslegen und mit der Hälfte der Kräuter, mit Salz und Pfeffer würzen.

3 Als nächste Schicht 4 Auberginenscheiben in die Form legen. Darauf 1 EL Ajvar verstreichen, nun erst darauf den Couscous, dann den angetauten Spinat schichten, mit Salz, Pfeffer und Muskat würzen. Restliche Kräuter, Tomaten- und Auberginenscheiben nacheinander darauf verteilen, mit 1 EL Ajvar bestreichen und mit dem geriebenen Parmesan bestreuen. Die Lasagne im heißen Ofen in ca. 15 Min. goldgelb backen.

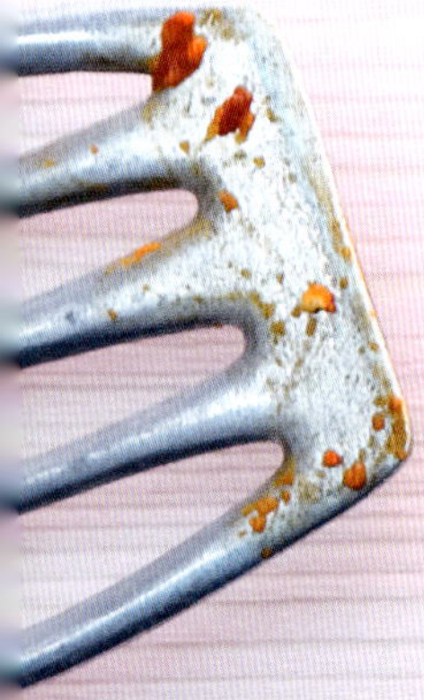

ALLE, DIE NICHT ABNEHMEN WOLLEN,

essen noch eine Käsesauce aus gleichen Teilen Milch, Gemüsebrühe, Frischkäse und geriebenem Parmesan (pro Person jeweils 25 g bzw. ml) dazu, die bei schwacher Hitze unter Rühren erhitzt wird und erst beim Servieren über die Lasagne kommt.

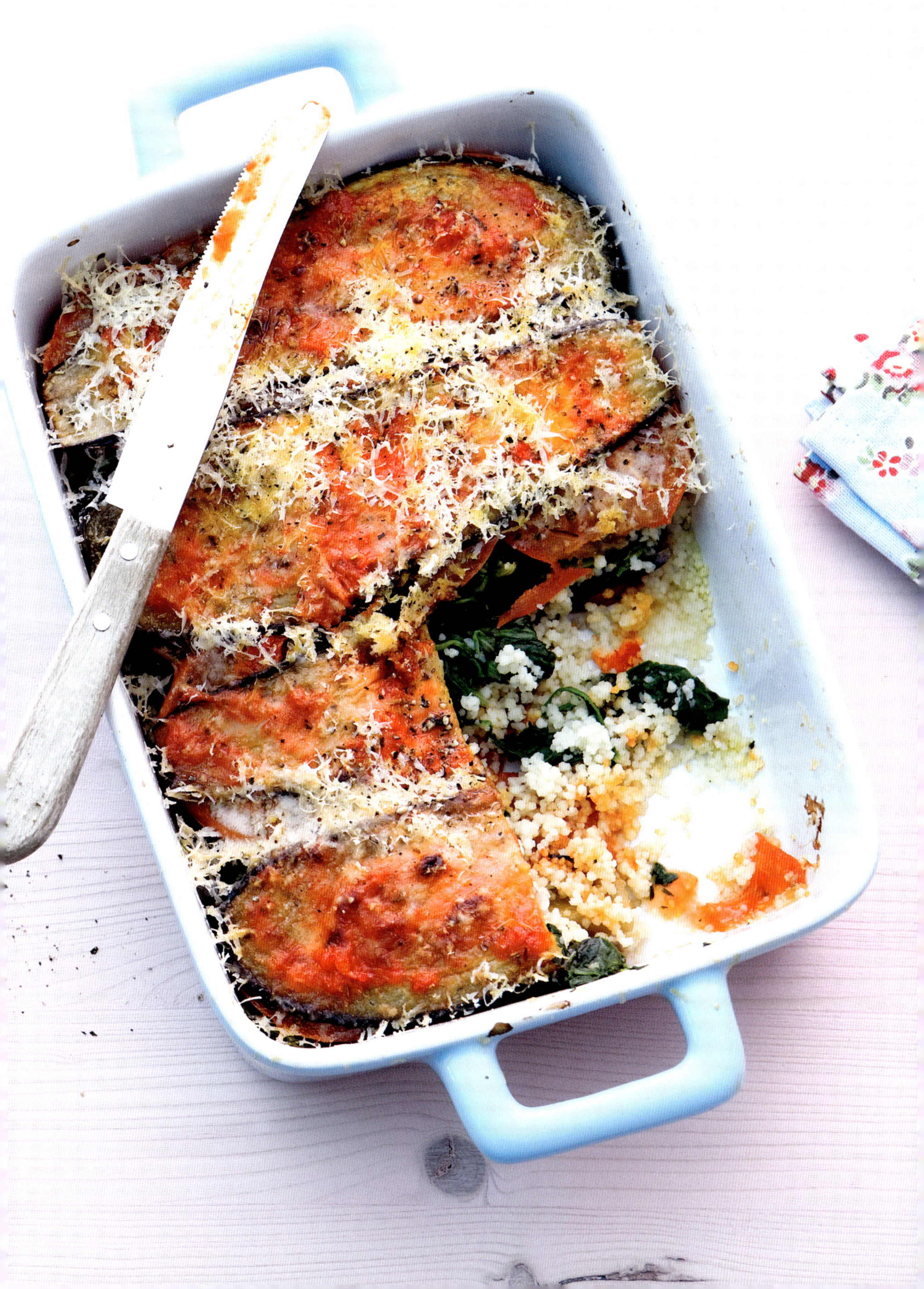

MÖHREN-QUARK-AUFLAUF

Kleine Formen sorgen für kurze Backzeit

FÜR 2 PERSONEN

400 g Möhren
1 EL Zitronensaft
50 ml Apfelsaft
100 g Mais (aus der Dose)
250 g Magerquark
3 Eier
Salz
Pfeffer
¼ TL getrockneter Thymian
1 Becher TK-Basilikum (40 g)
1 kleiner Apfel
1 EL Walnussöl

ZUBEREITUNGSZEIT: 15 MIN. + 15 MIN. BACKEN

1 Den Backofen auf 220° (Umluft 200°) vorheizen. Die Möhren putzen, schälen und fein raspeln, mit Zitronen- und Apfelsaft vermengen.

2 Die Hälfte der Möhrenraspel mit dem Mais, dem Magerquark und den Eiern verrühren, mit Salz, Pfeffer, Thymian und Basilikum würzen.

3 Möhren-Quark-Mischung in zwei kleine, gefettete Auflaufformen (je ca. 15 cm Ø) geben und im heißen Ofen (Mitte) ca. 15 Min. backen.

4 Inzwischen den Apfel waschen, halbieren, vom Kerngehäuse befreien, fein raspeln und mit dem Walnussöl zu den restlichen Möhren geben. Die Rohkost mit dem Auflauf servieren.

ALLE, DIE NICHT ABNEHMEN WOLLEN, mischen pro Person noch zusätzlich 30 g geriebenen Parmesan und 30 g gehackte Walnusskerne unter die Apfel-Möhren-Rohkost.

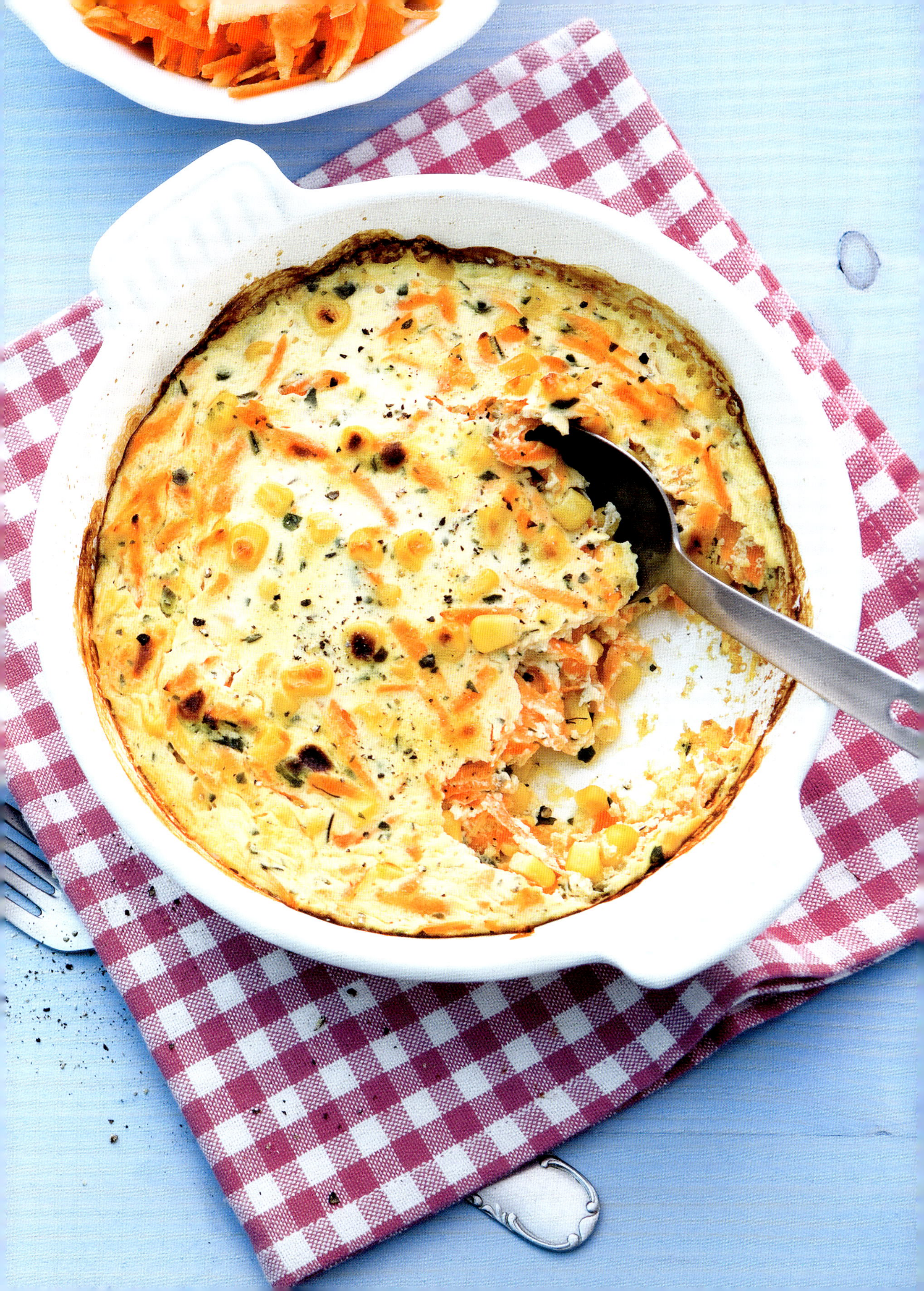

LINSENFRIKADELLEN MIT AUBERGINENGEMÜSE

Fleischfreie Blitz-Bulette

FÜR 2 PERSONEN

2 Frühlingszwiebeln
100 g rote Linsen
1 Aubergine (300 g)
½ TL getrockneter Thymian
300 ml Tomatensaft
1 TL Walnussöl
½ TL gemahlener Kreuzkümmel
2 Eier
1 Becher TK-Petersilie (40 g)
Salz
Pfeffer
2 EL Semmelbrösel (bei Bedarf)
25 g gewürzte Croûtonwürfel

ZUBEREITUNGSZEIT: 20 MIN. + 8 MIN. GRILLEN

1 Die Frühlingszwiebeln putzen, waschen und fein würfeln. Dann mit den Linsen und 250 ml Wasser in einen Topf geben, aufkochen und die Linsen in 7 Min. bei schwacher Hitze zugedeckt weich kochen. Die Linsen in ein Sieb abgießen und gut abtropfen lassen.

2 Die Aubergine putzen, waschen und in kleine Würfel schneiden. Die Auberginenwürfel mit dem Thymian und dem Tomatensaft in einen Topf geben, aufkochen und bei schwacher Hitze in ca. 10 Min. zugedeckt garen.

3 Walnussöl und Kreuzkümmel zu den abgetropften Linsen geben und die Hälfte der Linsenmasse mit den Eiern pürieren. Restliche Linsen mit der Petersilie unterrühren. Die Masse mit Salz und Pfeffer würzen.

4 Den Backofengrill auf höchster Stufe vorheizen. Bei Bedarf noch Semmelbrösel zur Linsenmasse geben und untermischen, wenn die Masse zu feucht ist. Mit einem Löffel vier Linsenmasse-Häufchen auf ein mit Backpapier belegtes Blech legen, diese zu flachen Kreisen verstreichen und auf der 2. Schiene von oben unter dem heißen Grill ca. 8 Min. backen.

5 Auberginenwürfel mit Salz und Pfeffer würzen, die Croûtons darüberstreuen und das Auberginengemüse zu den Linsenfrikadellen servieren.

ALLE, DIE NICHT ABNEHMEN WOLLEN,

rühren pro Person einen Dip aus 4 EL Crème fraîche, 1 TL Zitronensaft und 1 Prise rosenscharfem Paprikapulver. Den Dip mit Salz und Pfeffer würzen und mit 1 EL hellen Sesamsamen bestreut zu den Frikadellen und dem Auberginengemüse servieren.

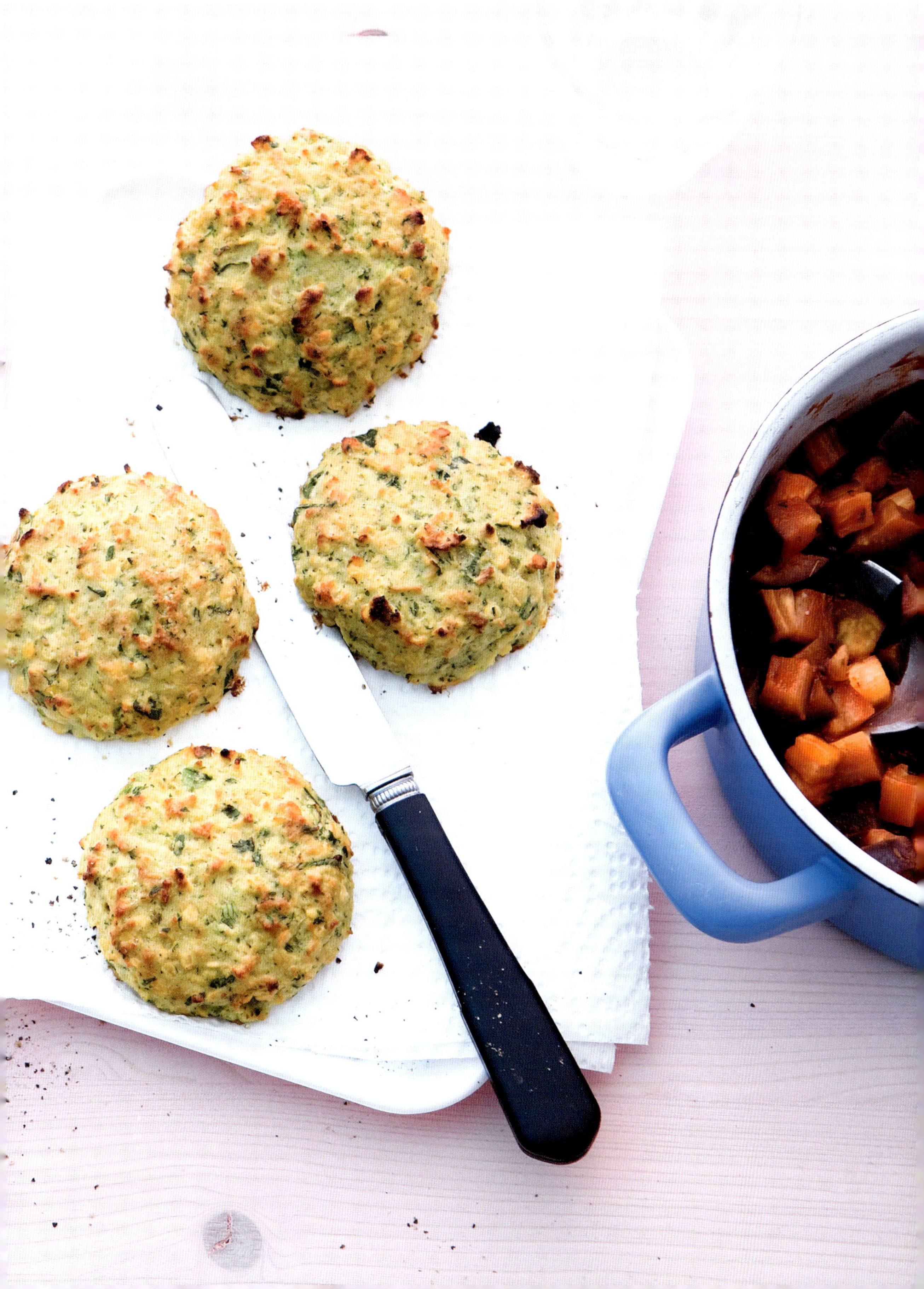

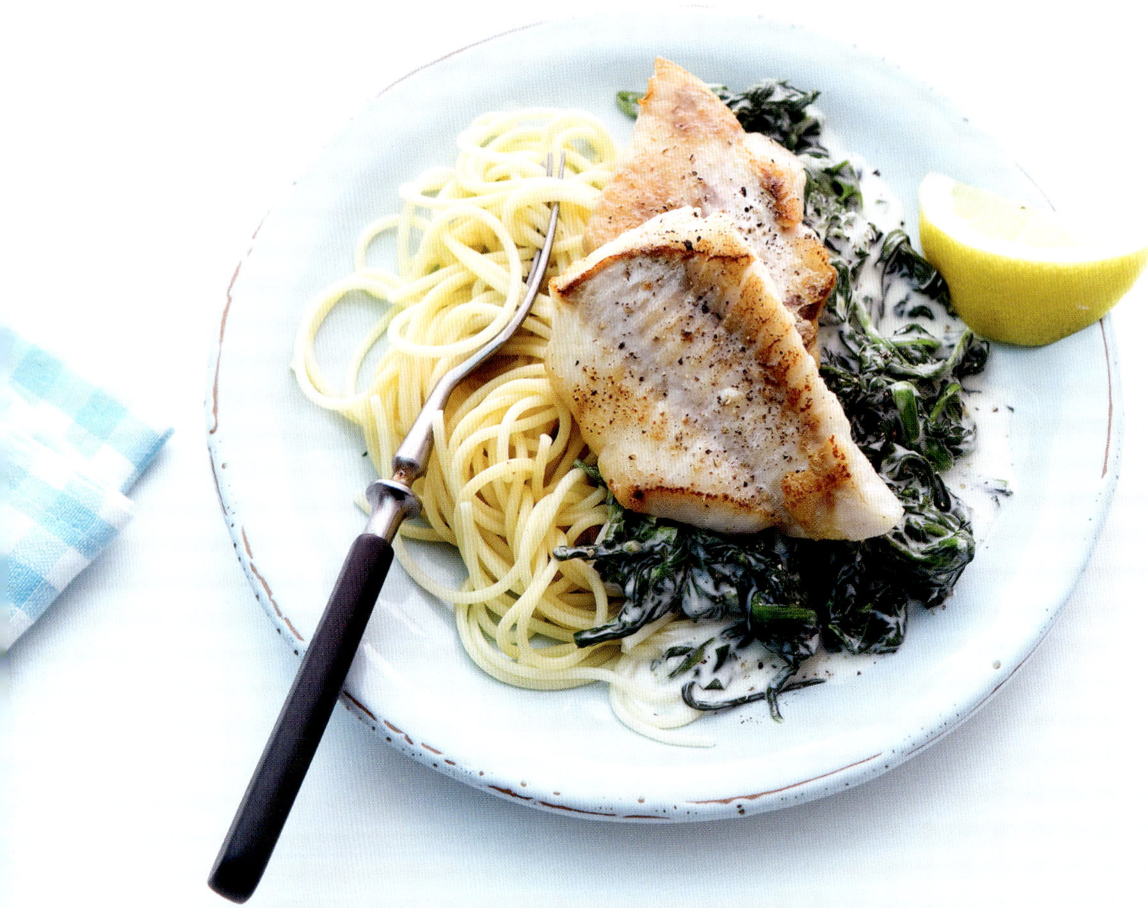

ROTBARSCH AUF SPINAT MIT SPAGHETTI

Für 2 Personen

In einem großen Topf reichlich Salzwasser aufkochen. Ein großes Sieb auf den Topf setzen und 300 g **TK-Rotbarschfilets** darin im Dampf auftauen lassen. 2 **Frühlingszwiebeln** putzen, waschen, in feine Ringe schneiden und ohne Fett ca. 1 Min. in einem Topf bei mittlerer Hitze dünsten. 300 g **TK-Blattspinat** zugeben, bei mittlerer Hitze in 8 Min. auftauen lassen. Den Spinat mit **Salz, Pfeffer** und frisch geriebener **Muskatnuss** würzen, dann 100 g **Frischkäse** (0,2 % Fett) unterrühren und weiter heiß halten. Den Fisch aus dem Sieb nehmen und mit Küchenpapier abtupfen. 100 g **Spaghetti** im kochenden Salzwasser nach Packungsangabe bissfest garen. 1 TL **Rapsöl** in einer Pfanne erhitzen und den Fisch darin von jeder Seite ca. 1 Min. anbraten. Mit Salz, Pfeffer und 1/4 TL **Zitronensaft** würzen. Spaghetti in ein Sieb abgießen, abtropfen lassen und mit dem Rotbarsch zum Spinat servieren.

ALLE, DIE NICHT ABNEHMEN WOLLEN,
verdoppeln die Spaghetti-Portion.

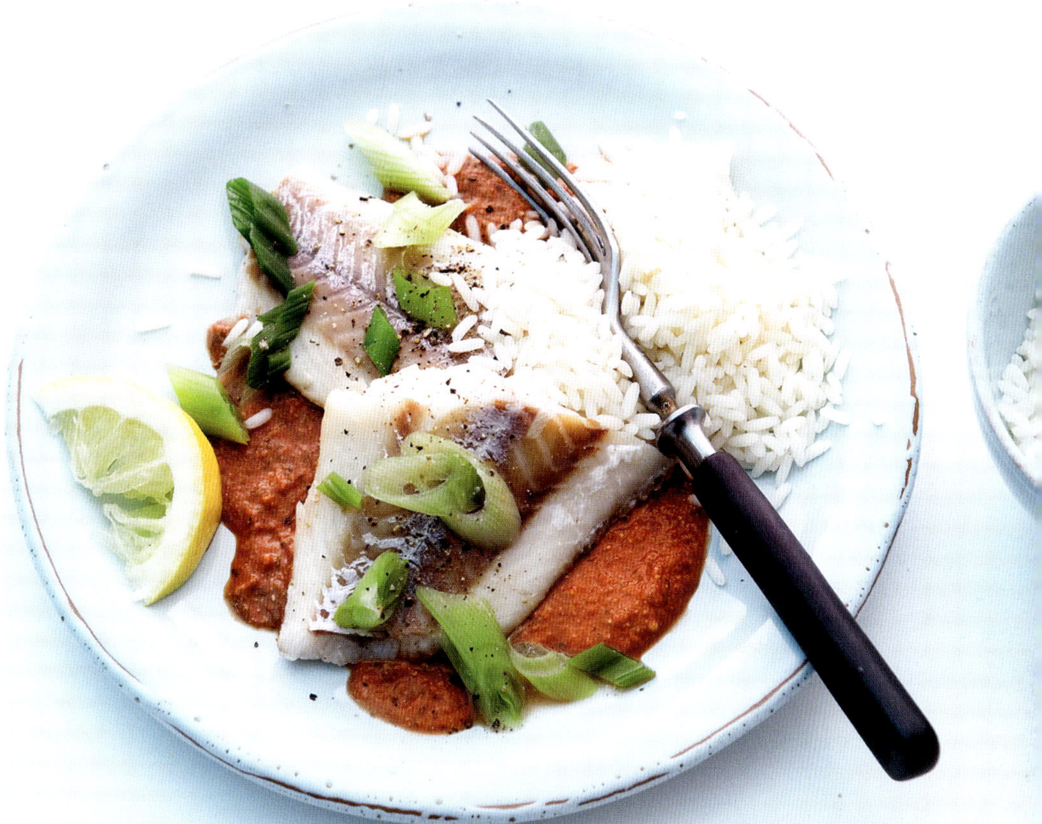

SEELACHSFILET MIT TOMATENSUGO

Für 2 Personen

250 ml **Wasser** aufkochen, kräftig salzen, 100 g **parboiled Langkornreis** dazugeben und auf der ausgeschalteten Herdplatte zugedeckt ca. 15 Min. quellen lassen. 2 **Frühlingszwiebeln** putzen, waschen und klein schneiden. In einem großen Topf wenig Wasser erhitzen und die Frühlingszwiebeln darin ca. 1 Min. bei mittlerer Hitze dünsten. 300 g **TK-Seelachsfilets** sowie ½ TL **Zitronensaft** zugeben und den Fisch bei mittlerer Hitze zugedeckt in ca. 10 Min. garen. Inzwischen 1 Dose geschälte **Tomaten** (400 g Inhalt) samt der Flüssigkeit, 1 EL gehackte **Walnusskerne** und ½ Becher **TK-Petersilie** (20 g) mit dem Pürierstab zu einer dicken Sauce pürieren, diese mit **Salz** und **Pfeffer** würzen. Den Tomatensugo in einem Topf erhitzen und mit dem Reis zum Fisch servieren.

ALLE, DIE NICHT ABNEHMEN WOLLEN, verdoppeln die Reisportion und krönen den Sugo mit 1 kräftigen Schuss Olivenöl.

KICHERERBSENSUPPE MIT MAKRELE

Hier der Beweis: Fettarm muss noch lange nicht fade schmecken!

FÜR 2 PERSONEN

150 g Kichererbsen (aus der Dose)
100 g geräucherte Makrelenfilets
1 Stange Lauch
2 Frühlingszwiebeln
1 EL Rapsöl
2 EL Tomatenmark
800 ml Instant-Gemüsebrühe
1 Becher TK-Petersilie (40 g)
¼ TL getrockneter Thymian
1 TL Aceto balsamico bianco
Salz
Pfeffer
4 EL mildes Ajvar
2 Scheiben Knäckebrot

ZUBEREITUNGSZEIT: 15 MIN.

1 Die Kichererbsen in einem Sieb abtropfen lassen. Die Makrelenfilets von der Haut lösen und in kleine Stücke teilen.

2 Den Lauch von dunkelgrünen Blattenden und dem Wurzelansatz befreien, längs einschneiden, gründlich waschen und in dünne Ringe schneiden. Die Frühlingszwiebeln putzen, waschen und in feine Ringe schneiden.

3 Das Öl in einem Topf erhitzen und die Frühlingszwiebeln mit dem Tomatenmark darin bei starker Hitze unter ständigem Rühren andünsten. Die Lauchringe dazugeben, kurz mitdünsten und mit der Gemüsebrühe ablöschen.

4 Die Kichererbsen und die Makrelenstückchen mit in die Brühe geben. Die Suppe aufkochen und mit Kräutern, Aceto balsamico bianco, Salz und Pfeffer würzen.

5 Das Ajvar auf die Knäckebrote streichen und zur Suppe servieren.

ALLE, DIE NICHT ABNEHMEN WOLLEN,

geben noch pro Person 100 g TK-Markklößchen in die Suppe, die darin noch in ca. 5 Min. auftauen und heiß werden müssen, und anstelle von Knäckebrot gibt es herzhaftes Vollkornbrot dazu.

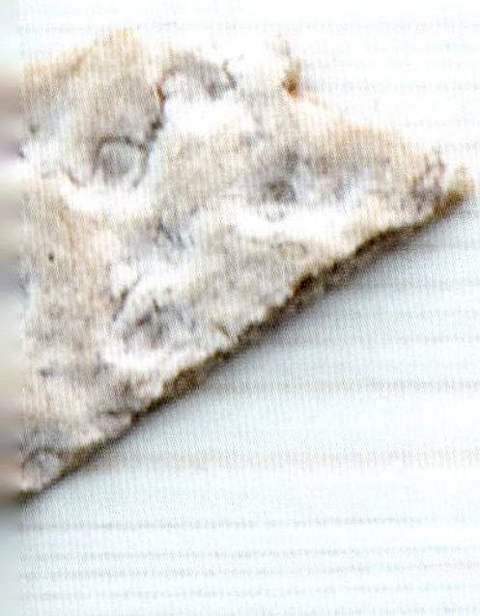

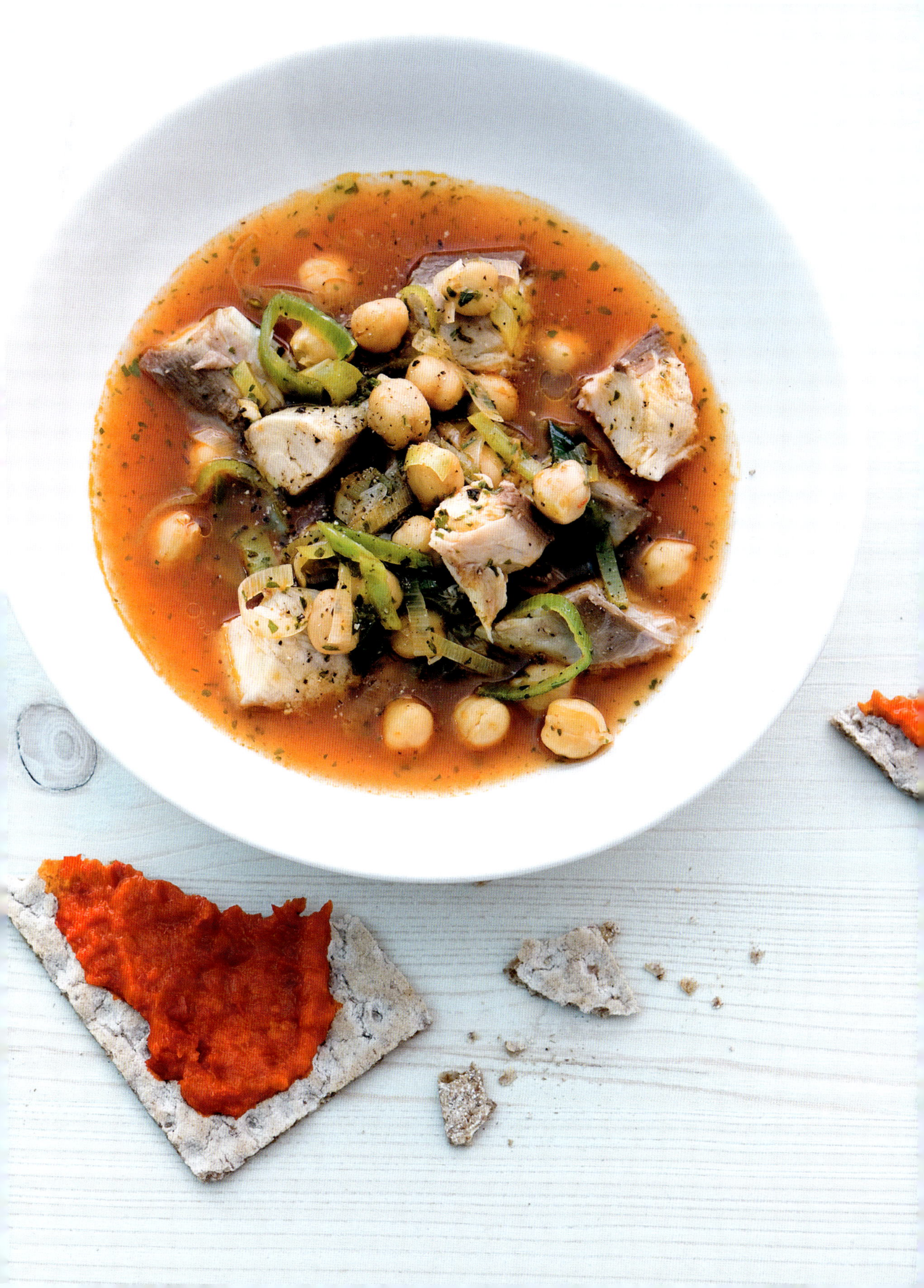

BROKKOLI-KABELJAU-TOPF MIT KRÄUTER-KNOBLAUCH-DIP

Blitzgericht, weil alles in einen Topf kommt

FÜR 2 PERSONEN

300 ml Instant-Gemüsebrühe
500 g TK-Brokkoli
Salz
Pfeffer
frisch geriebene Muskatnuss
350 g TK-Kabeljau
1 EL Zitronensaft
¼ TL rosenscharfes Paprikapulver
1 Knoblauchzehe
1 Becher TK-Basilikum (40 g)
150 g saure Sahne
2 Scheiben Knäckebrot

ZUBEREITUNGSZEIT: 15 MIN.

1 Die Brühe in einem Topf zum Kochen bringen. Die gefrorenen Brokkoliröschen hineingeben und darin bei schwacher Hitze ca. 5 Min. zugedeckt köcheln lassen. Nun den Brokkoli mit Salz, Pfeffer und Muskatnuss würzen.

2 Den Kabeljau mit Zitronensaft beträufeln, salzen und pfeffern, auf den Brokkoli legen und ca. 5 Min. zugedeckt bei schwacher Hitze dünsten. Mit Salz, Pfeffer und Paprikapulver würzen.

3 Den Knoblauch schälen, durch die Presse drücken und mit dem Basilikum unter die saure Sahne rühren. Den Kräuter-Knoblauch-Dip mit Salz und Pfeffer würzen und mit dem Knäckebrot zum Brokkoli-Kabeljau-Topf servieren.

ALLE, DIE NICHT ABNEHMEN WOLLEN,
servieren zum Brokkoli-Fisch-Topf pro Person noch 2 gekochte Kartoffeln.

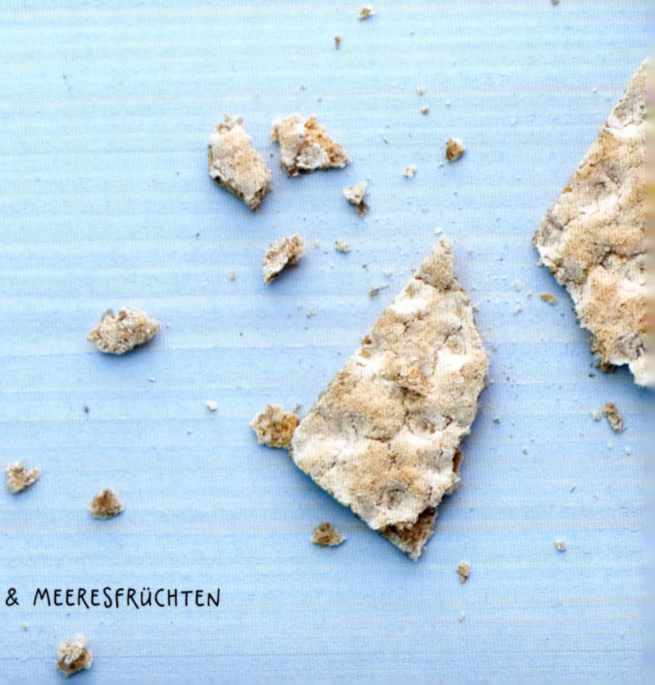

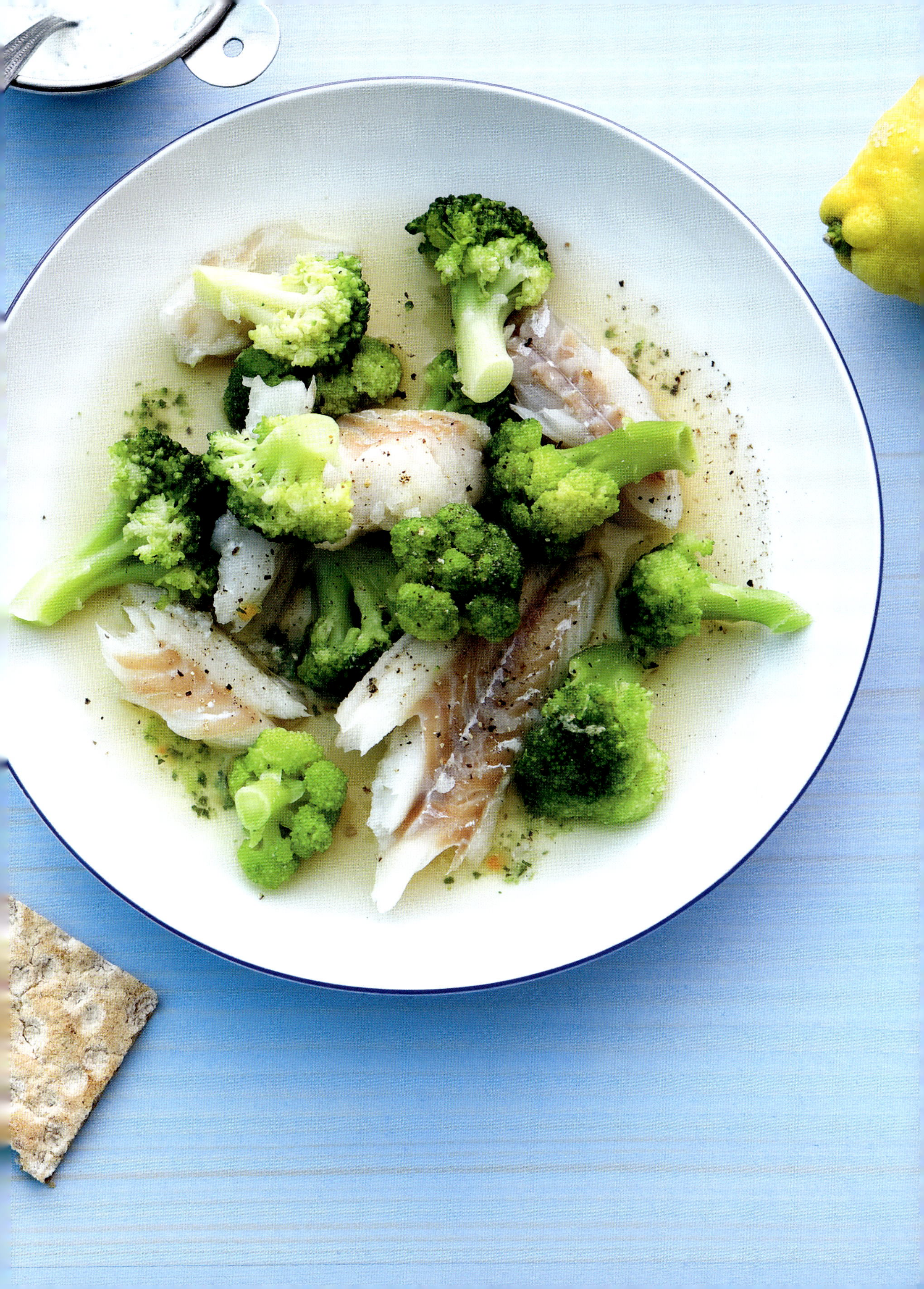

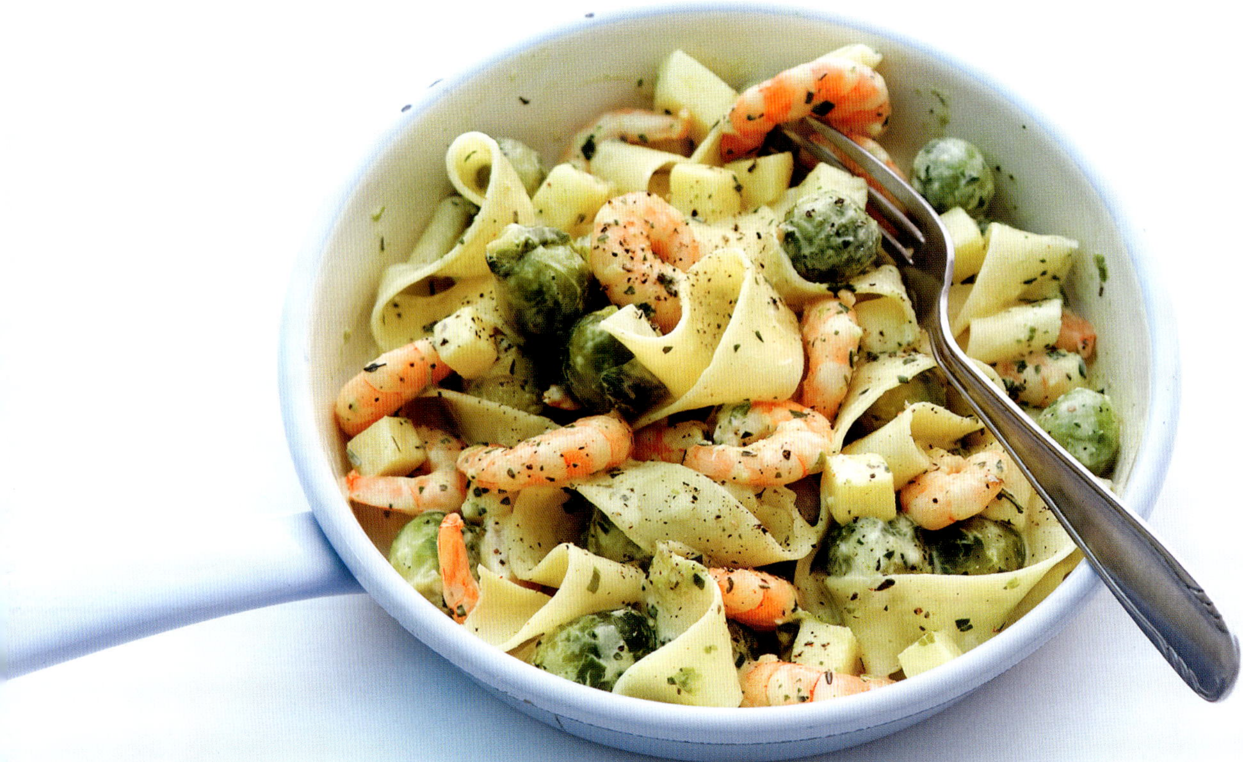

ROSENKOHL-NUDEL-PFANNE MIT CURRYGARNELEN

Für 2 Personen

100 g **Bandnudeln** in reichlich kochendem Salzwasser nach Packungsangabe bissfest garen. 300 g **TK-Rosenkohl** in 200 ml **Instant-Gemüsebrühe** bei mittlerer Hitze ca. 5 Min. zugedeckt dünsten. 1 **Apfel** schälen, vierteln, vom Kerngehäuse befreien, in kleine Würfel schneiden und mit 1 TL **Zitronensaft** beträufeln. Die Apfelwürfel zum Rosenkohl geben und ca. 2 Min. mitgaren. Die Nudeln in ein Sieb abgießen und abtropfen lassen. Inzwischen 150 g **vorgegarte TK-Garnelen** mit 100 g **Frischkäse** (0,2 % Fett), ½ Becher **TK-Basilikum** (20 g), ½ TL getrocknetem **Thymian** und etwas Kochsud vom Rosenkohlgemüse verrühren. Die Sauce mit **Salz, Pfeffer** und ¼ TL **mildem Currypulver** würzen, mit den Nudeln zum Rosenkohl geben, kurz erhitzen und servieren.

ALLE, DIE NICHT ABNEHMEN WOLLEN, **verdoppeln die Nudelportion.**

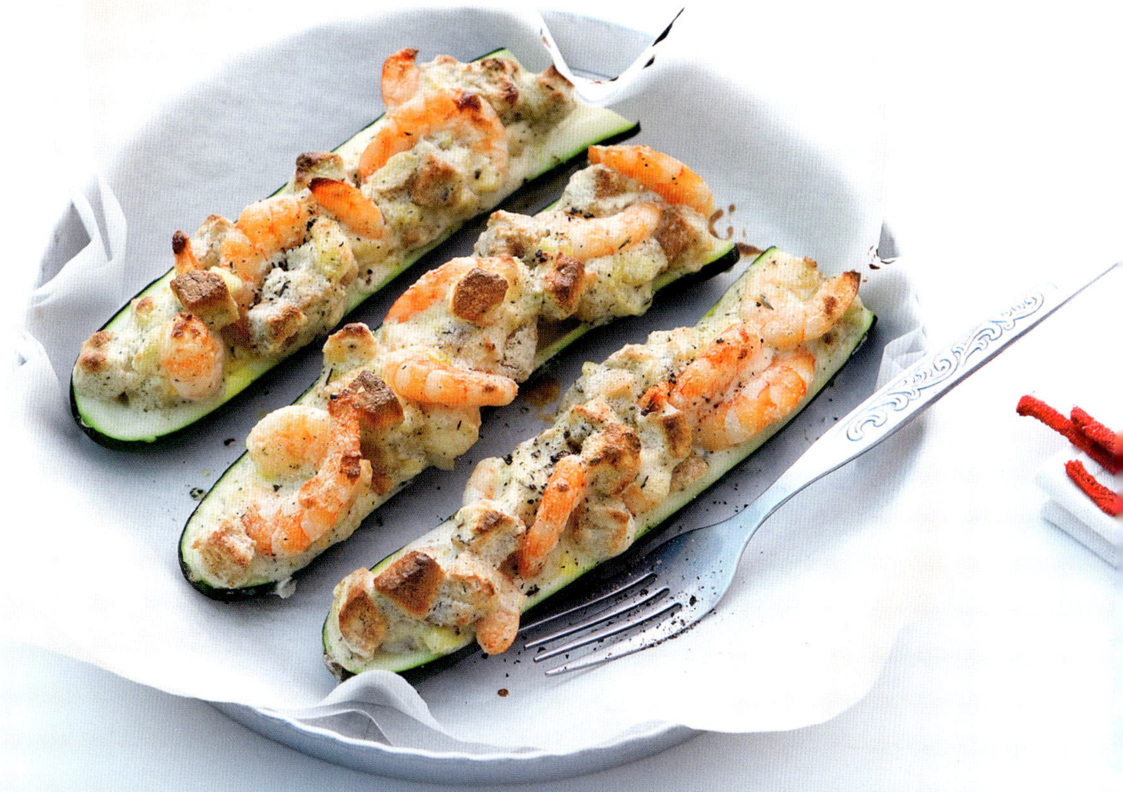

GARNELEN IN ZUCCHINISCHIFFCHEN

Für 2 Personen

Den Backofen auf 220° (Umluft 200°) vorheizen. 3 mittelgroße **Zucchini** (je 200 g) putzen, waschen, längs halbieren, das Fruchtfleisch mit einem spitzen Löffel bis auf einen dünnen Rand herausstechen und grob hacken. 1 TL **Rapsöl** in einer beschichteten Pfanne erhitzen und das gehackte Zucchinifruchtfleisch mit 150 g **vorgegarten TK-Garnelen** darin kurz unter Rühren andünsten. Abkühlen lassen. 1 **Ei** trennen und das Eiweiß steif schlagen. Das Eigelb und 100 ml **Instant-Gemüsebrühe** mit 200 g **Frischkäse** (0,2 % Fett) verrühren und mit dem Eischnee und 50 g **gewürzten Croûtonwürfeln** vorsichtig unter die Zucchini-Garnelen-Mischung heben. Die Füllung mit ½ TL getrocknetem **Thymian**, ¼ TL getrocknetem **Estragon, Salz** und **Pfeffer** würzen. Die Garnelen-Zucchini-Masse in die ausgehöhlten Zucchinihälften füllen, diese auf ein mit Backpapier belegtes Blech legen und im vorgeheizten Ofen (Mitte) 20 Min. backen.

ALLE, DIE NICHT ABNEHMEN WOLLEN,

garen pro Person ca. 30 g parboiled Langkornreis ca. 15 Min. lang in 75 ml Instant-Gemüsebrühe und servieren diesen zu den Zucchini.

FIXE TOMATEN-KARTOFFEL-SUPPE

Mit Gemüsesaft flott fertig

FÜR 2 PERSONEN

200 g vorwiegend festkochende Kartoffeln
1 EL Olivenöl
100 g Schinkenwürfel (2 % Fett)
300 ml Instant-Gemüsebrühe
300 ml Tomatensaft
200 g Frischkäse (0,2 % Fett)
Salz
Pfeffer
¼ TL mildes Currypulver
2 EL mildes Ajvar
40 g gehackte Walnusskerne

ZUBEREITUNGSZEIT: 15 MIN.

1 Die Kartoffeln waschen, schälen und in große Würfel schneiden. Das Öl in einem Topf erhitzen und die Kartoffel- sowie die Schinkenwürfel darin bei starker Hitze ca. 2 Min. andünsten.

2 Gemüsebrühe und Tomatensaft dazugeben, alles aufkochen und bei schwacher Hitze ca. 5 Min. offen kochen lassen.

3 100 g Frischkäse dazugeben, die Suppe mit dem Pürierstab pürieren und mit Salz, Pfeffer sowie dem Currypulver würzen.

4 Ajvar und 100 g Frischkäse miteinander verrühren, mit Salz und Pfeffer würzen und vor dem Servieren mit den gehackten Walnüssen auf die Suppe geben.

ALLE, DIE NICHT ABNEHMEN WOLLEN,

toppen die Suppe pro Person zusätzlich zum Ajvar-Frischkäse und den Walnüssen mit je 30 g klein geschnittenen schwarzen Oliven (ohne Stein).

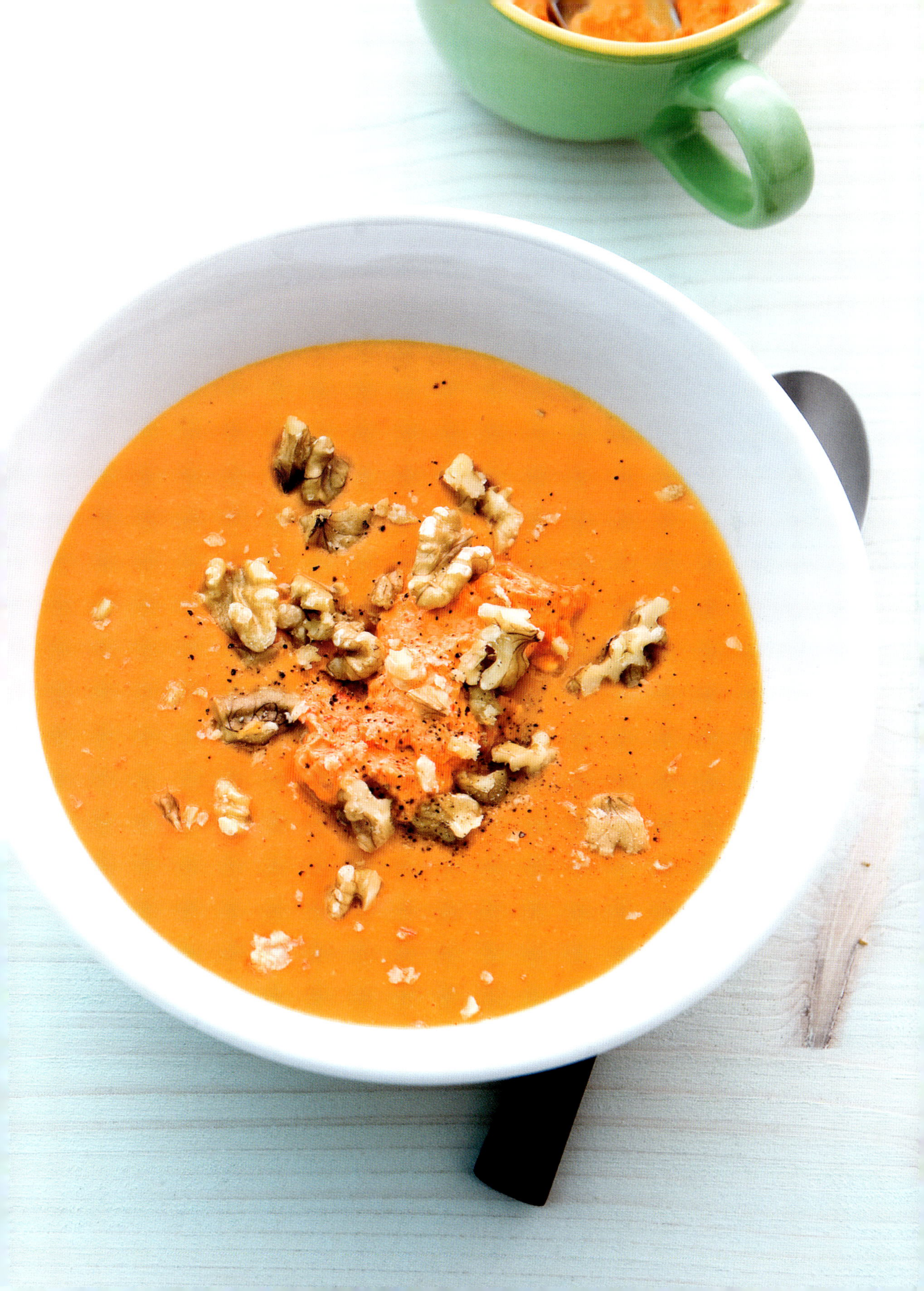

KIDNEYBOHNEN-MIX MIT REIS

Voller Ballaststoffe, die aufquellen und den Hunger killen

FÜR 2 PERSONEN

Salz
50 g parboiled Langkornreis
150 g Kidneybohnen (aus der Dose)
3 Frühlingszwiebeln
1 Knoblauchzehe
1 rote Paprikaschote
2 Stangen Staudensellerie
1 EL Rapsöl
200 g Schinkenwürfel (2 % Fett)
1 TL getrockneter Thymian
100 ml Instant-Gemüsebrühe (bei Bedarf)
2 Tomaten
1 große Prise Chilipulver
Pfeffer

ZUBEREITUNGSZEIT: 20 MIN.

1 150 ml Salzwasser aufkochen, den Reis dazugeben und zugedeckt auf der ausgeschalteten Herdplatte in ca. 20 Min. ausquellen lassen.

2 Die Kidneybohnen in einem Sieb abtropfen lassen. Die Frühlingszwiebeln putzen, waschen und in feine Ringe schneiden. Den Knoblauch schälen und durch die Presse drücken.

3 Die Paprikaschote halbieren, vom Kerngehäuse und den weißen Innenhäuten befreien, waschen und in mundgerechte Stücke schneiden. Die Selleriestangen waschen und in sehr feine Scheiben schneiden.

4 Das Öl in einem Topf erhitzen und den Knoblauch darin mit den Frühlingszwiebeln, den Schinkenwürfeln und dem Thymian andünsten.

5 Die Kidneybohnen und das klein geschnittene Gemüse mit in den Topf geben und bei mittlerer Hitze zugedeckt in ca. 5 Min. bissfest dünsten. Bei Bedarf noch die Brühe zugeben.

6 Die Tomaten waschen, von den Stielansätzen befreien, klein schneiden und zum Bohnen-Mix geben. Diesen mit Chilipulver, Salz und Pfeffer würzen. Den Reis dazu servieren.

ALLE, DIE NICHT ABNEHMEN WOLLEN,
verdoppeln die Reisportion.

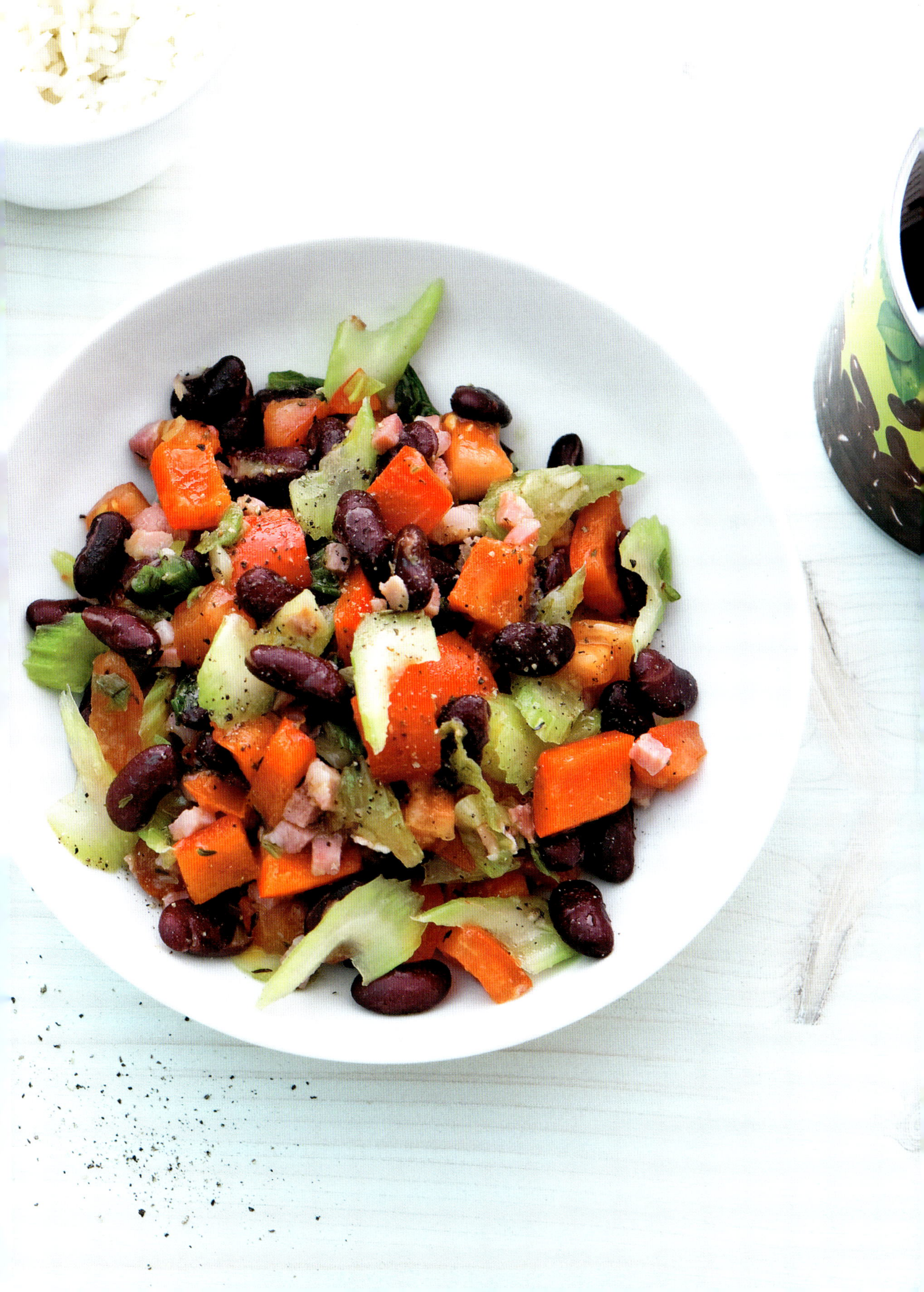

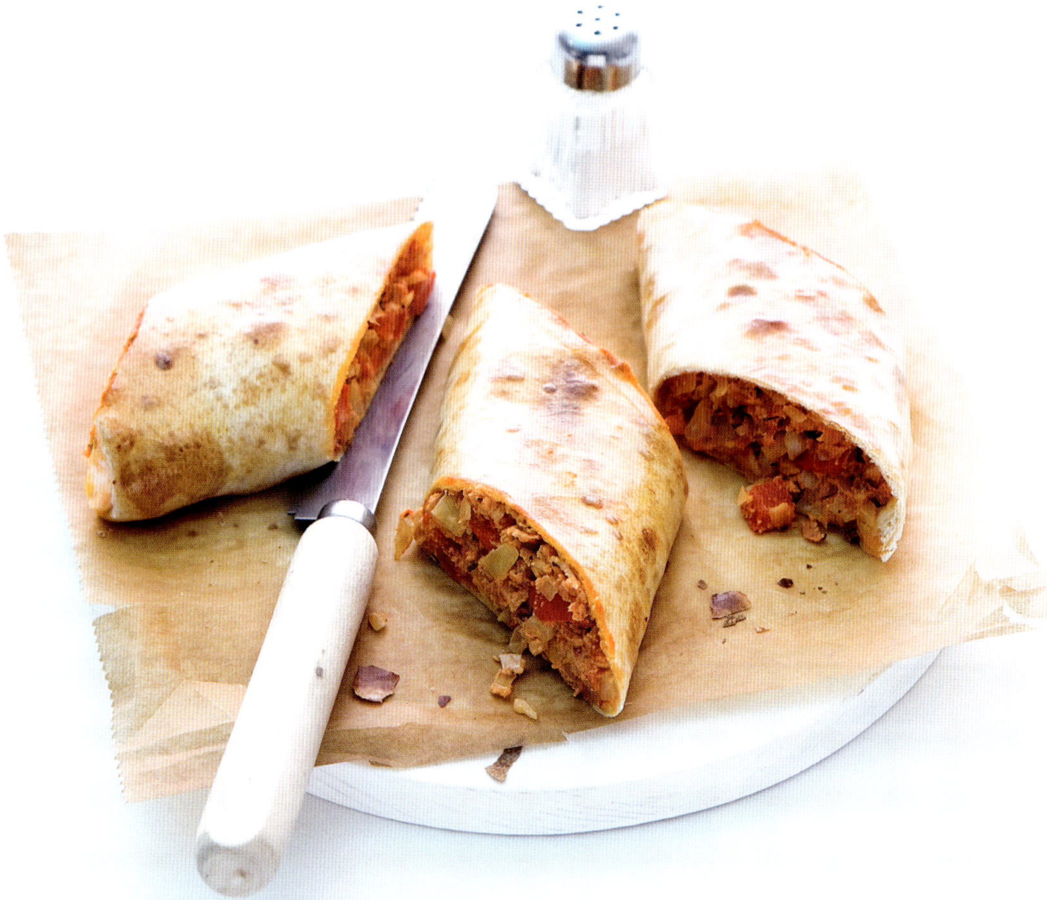

WÜRZIGER KOHLSTRUDEL

Für 2 Personen

Den Backofen auf 180° (Umluft 160°) vorheizen. 200 g **Spitzkohl** waschen und sehr fein hacken. 50 g **Parmesan** reiben. 2 rote **Paprikaschoten** halbieren, von den Kerngehäusen und weißen Innenhäuten befreien, waschen und in kleine Würfel schneiden. Paprikawürfel, Parmesan, 50 g **Schinkenwürfel** (2 % Fett), 200 g **Frischkäse** (0,2 % Fett), 3 EL **Tomatenmark,** 1 TL getrockneten **Thymian** und ½ TL getrockneten **Rosmarin** mit dem Kohl vermischen und die Masse mit **Salz** und **Pfeffer** würzen. 1 **Ei** verquirlen. 1 **Strudelteigblatt** (25 g; Kühlregal) dünn mit Ei bestreichen und mit einem zweiten Strudelteigblatt belegen, in der Mitte zu 2 Rechtecken quer halbieren. Die Kohl-Schinken-Mischung in der Mitte der beiden Strudelteig-Rechtecke verteilen, jeweils an den Seiten umschlagen, sodass die Füllung vollständig eingepackt ist. Die Strudel auf ein mit Backpapier belegtes Backblech legen, dünn mit dem restlichen Ei bestreichen und im vorgeheizten Backofen (Mitte) 25 Min. backen.

ALLE, DIE NICHT ABNEHMEN WOLLEN,

füllen die Kohlstrudel mit zusätzlich 2 EL Mais (aus der Dose) und bestreuen das fertige Gebäck noch mit 20 g geriebenem Parmesan.

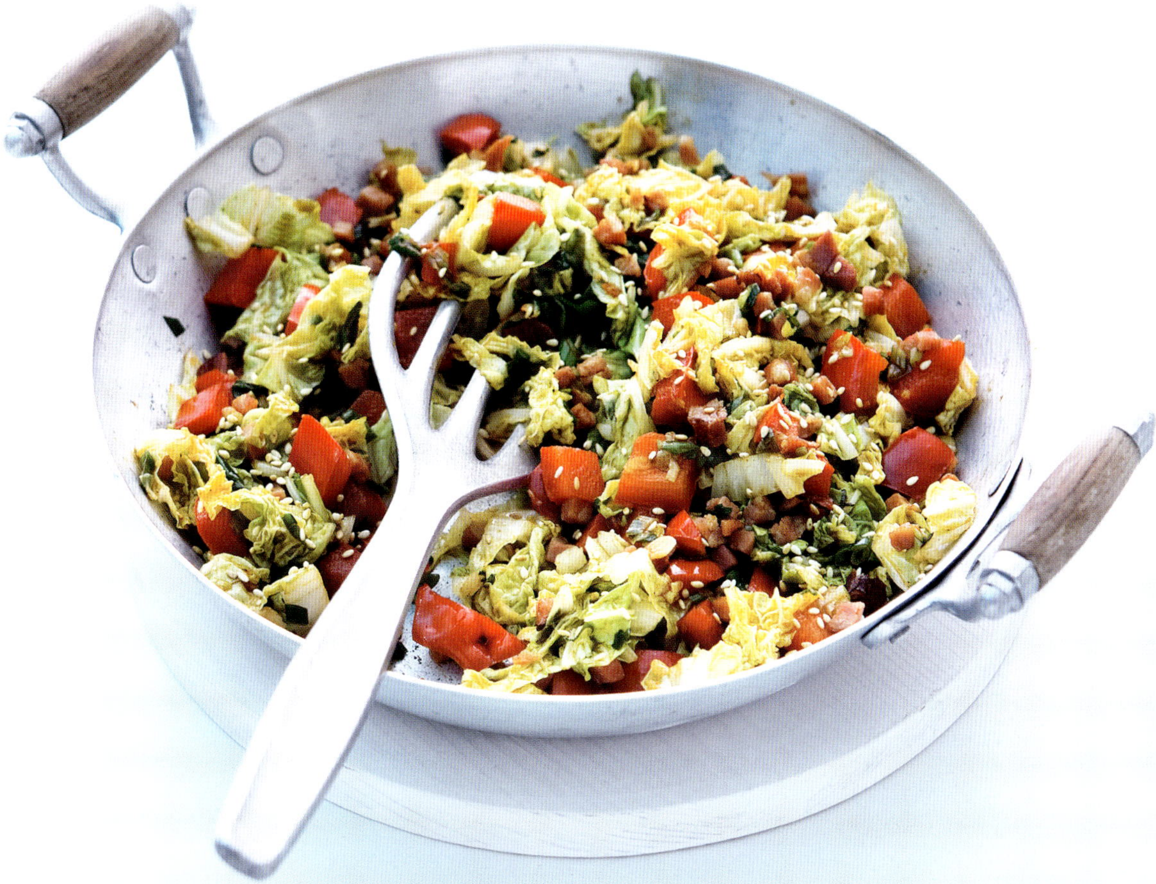

CHINAKOHL-PFANNE

Für 2 Personen

150 ml **Wasser** aufkochen, 60 g **parboiled Langkornreis** zugeben und diesen auf der ausgeschalteten Herdplatte zugedeckt ca. 15 Min. ausquellen lassen. 2 rote **Paprikaschoten** halbieren, von Kerngehäusen und weißen Innenhäuten befreien, waschen und in Würfel schneiden. 1 kleinen **Chinakohl** (ca. 200 g) waschen und in Streifen schneiden. 4 **Frühlingszwiebeln** putzen, waschen und in dünne Ringe schneiden. 1 EL **Rapsöl** in einem Topf erhitzen und die Frühlingszwiebeln, Paprika- und 200 g **Schinkenwürfel** (2 % Fett) darin unter Rühren ca. 5 Min. bei mittlerer Hitze garen. 30 g **helle Sesamsamen** in einer Pfanne ohne Fett unter Rühren bei mittlerer Hitze rösten. Den Chinakohl unter das Paprikagemüse mengen und zusammenfallen lassen. Das Gemüse mit 1 großen Prise **rosenscharfem Paprikapulver** würzen. Den Sesam auf die Chinakohlpfanne geben. Den Reis mit **Salz** und **Pfeffer** würzen und als Beilage zum Pfannengemüse servieren.

ALLE, DIE NICHT ABNEHMEN WOLLEN, garen mindestens die doppelte Menge Reis für ihre Portion.

SPITZKOHLSUPPE MIT MEERRETTICH

Ausreichend Eiweiß macht diese Suppe zum Sattmacher

FÜR 2 PERSONEN

350 g Spitzkohl
250 g Petersilienwurzel oder Pastinake
1 EL Rapsöl
800 ml Instant-Gemüsebrühe
4 EL gehackte Walnusskerne
50 g Schinkenwürfel (2 % Fett)
150 g Frischkäse (0,2 % Fett)
1 Becher TK-Petersilie (40 g)
4 Scheiben Knäckebrot
1 EL Sahnemeerrettich (aus dem Glas)
Salz
Pfeffer

ZUBEREITUNGSZEIT: 20 MIN.

1 Den Spitzkohl waschen und in feine Streifen schneiden. Die Petersilienwurzel oder Pastinake schälen und klein schneiden. Das Öl in einem Topf erhitzen und die Petersilienwurzel- bzw. Pastinakenstücke mit den Kohlstreifen darin bei starker Hitze ca. 2 Min. andünsten. Das Gemüse mit der Brühe ablöschen und in ca. 10 Min. bei starker Hitze offen garen.

2 Die gehackten Walnusskerne in einer beschichteten Pfanne ohne Fett mit den Schinkenwürfeln ca. 2 Min. bei starker Hitze etwas anrösten, dann abkühlen lassen.

3 Den Frischkäse mit der Petersilie verrühren und die Knäckebrote mit der Creme bestreichen. Meerrettich in die Suppe geben, diese mit dem Pürierstab fein pürieren und mit Salz und Pfeffer würzen. Die Suppe mit der Schinken-Walnuss-Mischung bestreuen und mit den Knäckebroten als Beilage servieren.

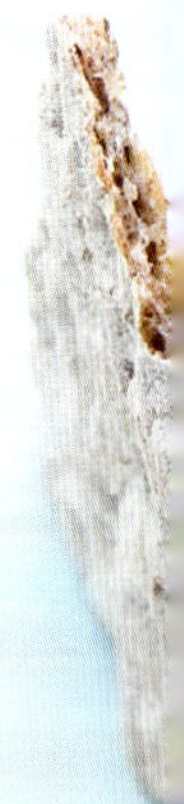

ALLE, DIE NICHT ABNEHMEN WOLLEN,
essen statt der Knäckebrote kräftiges Vollkornbrot zur Spitzkohlsuppe.

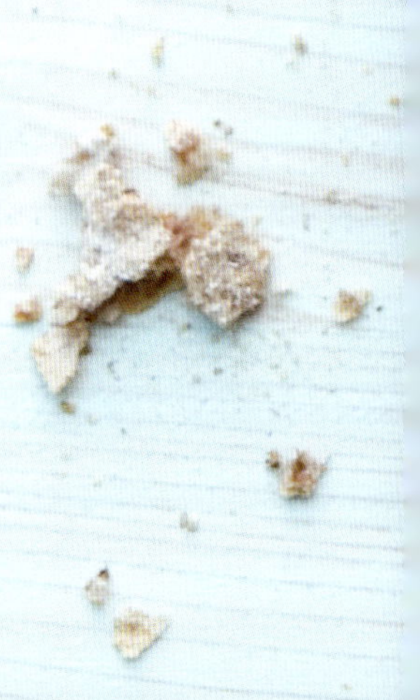

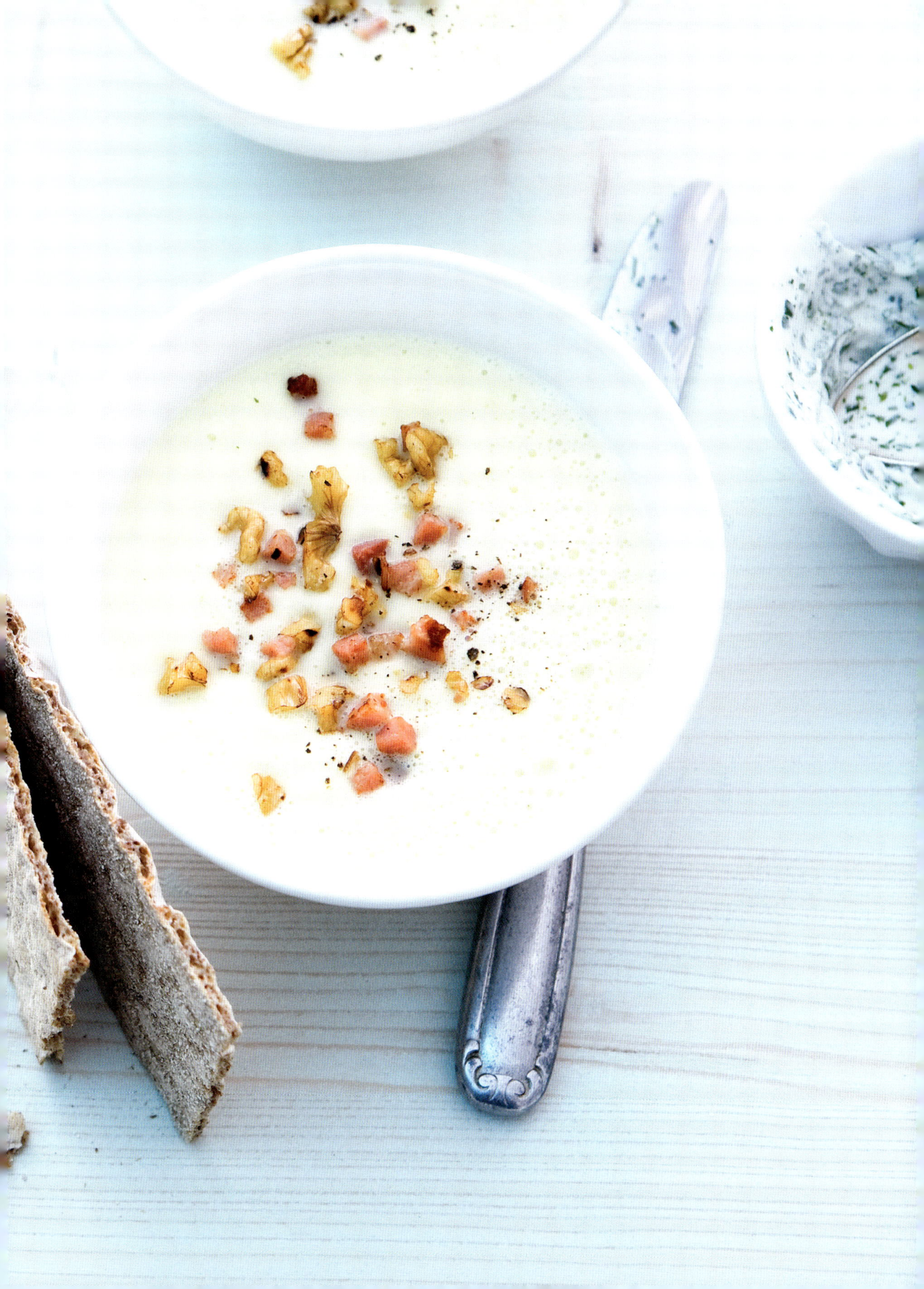

TEX-MEX-PFANNE

Weil die Kohlenhydrate aus Bohnen ganz lange satt machen

FÜR 2 PERSONEN

150 g Rindfleisch (Oberschale)
1 EL Rapsöl
250 g grüne TK-Bohnen
250 g Kidneybohnen (aus der Dose)
250 g Mais (aus der Dose)
200 ml Instant-Gemüsebrühe
½ TL getrocknetes Bohnenkraut
Salz
Pfeffer
1 große Prise rosenscharfes Paprikapulver

ZUBEREITUNGSZEIT: 10 MIN.

1 Das Rindfleisch mit Küchenpapier trocken tupfen und in schmale Streifen schneiden. Das Öl in einer Pfanne erhitzen und das Fleisch darin von allen Seiten bei starker Hitze ca. 2 Min. anbraten.

2 Die grünen Bohnen, Kidneybohnen und den Mais mit der Gemüsebrühe und dem Bohnenkraut zum Fleisch geben und alles ca. 5 Min. bei mittlerer Hitze offen köcheln lassen.

3 Die Tex-Mex-Pfanne mit Salz, Pfeffer und dem Paprikapulver pikant abschmecken.

ALLE, DIE NICHT ABNEHMEN WOLLEN,
essen zur Tex-Mex-Pfanne pro Person 3 Tacoschalen aus dem Supermarktregal.

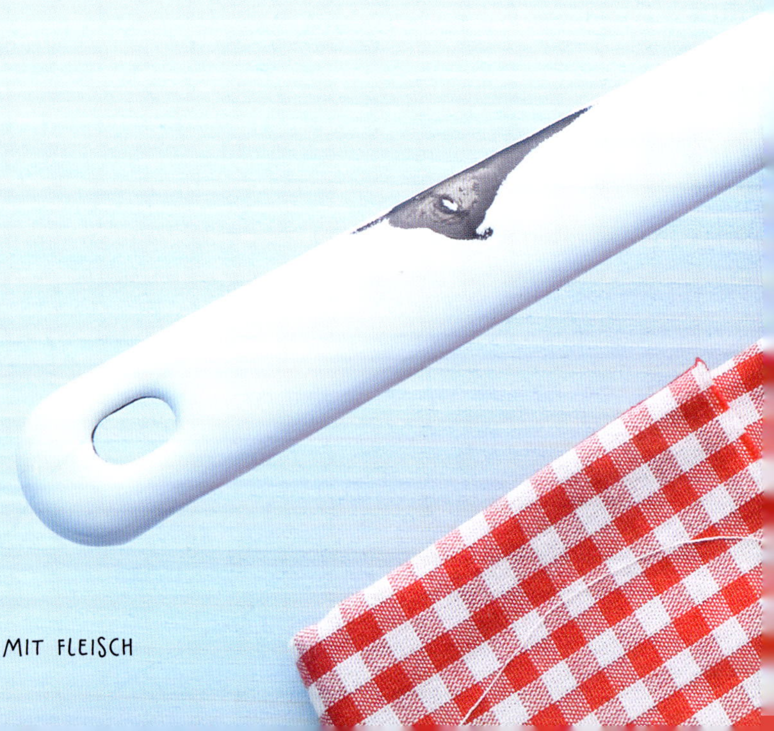

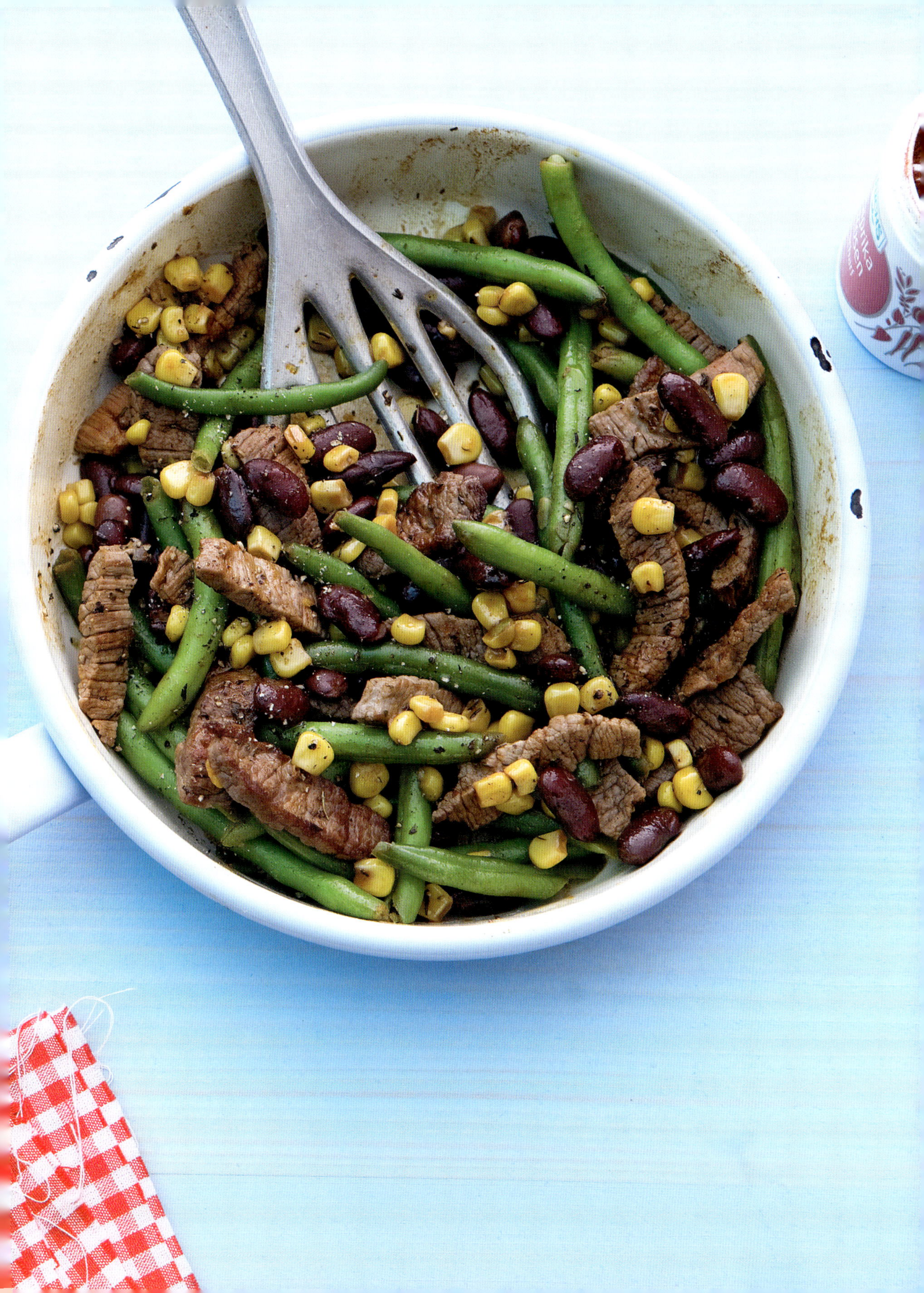

ROSENKOHL-PASTINAKEN-SUPPE

Pastinaken statt Kartoffeln und daher Low Carb

FÜR 2 PERSONEN

300 g TK-Rosenkohl
200 g Pastinaken (ersatzweise Petersilienwurzel oder Kürbis)
2 Frühlingszwiebeln
1 EL Rapsöl
1 EL gemahlene Kurkuma
600 ml Instant-Gemüsebrühe
100 g Schinkenwürfel (2 % Fett)
4 EL kernige Haferflocken
100 g Frischkäse (0,2 % Fett)
1 TL Zucker
Salz
Pfeffer
frisch geriebene Muskatnuss

ZUBEREITUNGSZEIT: 20 MIN.

1 Den Rosenkohl antauen lassen. Pastinaken und Frühlingszwiebeln putzen, waschen und in große Würfel schneiden. Das Öl in einem Topf erhitzen und Frühlingszwiebeln und Pastinaken darin mit der Kurkuma bei starker Hitze 2 Min. andünsten. Den Rosenkohl zufügen, das Gemüse mit der Brühe ablöschen und in ca. 7 Min. bei mittlerer Hitze zugedeckt garen.

2 Die Schinkenwürfel und die Haferflocken in einer Pfanne ohne Fett bei starker Hitze ca. 3 Min. unter Rühren rösten und abkühlen lassen.

3 Einige Rosenkohlröschen aus der Suppe nehmen und halbieren. Dann den Frischkäse in die Suppe geben, diese mit dem Pürierstab fein pürieren und mit Zucker, Salz, Pfeffer und frisch geriebener Muskatnuss würzen.

4 Die halbierten Rosenkohlröschen zurück in die Suppe geben und diese mit der Schinken-Haferflocken-Mischung bestreut servieren.

ALLE, DIE NICHT ABNEHMEN WOLLEN,
essen zur Suppe noch 2 Scheiben kräftiges Vollkornbrot.

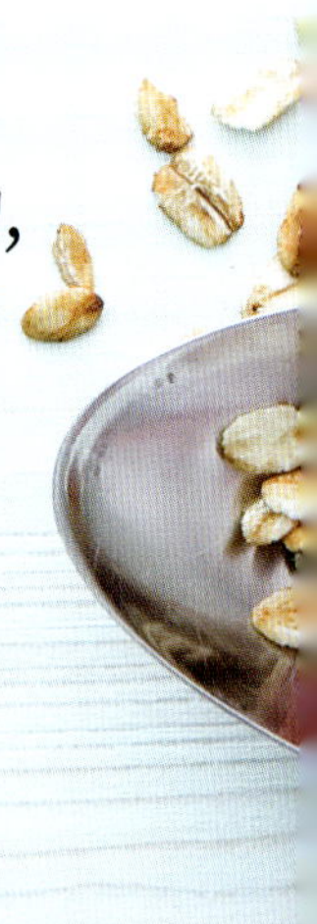

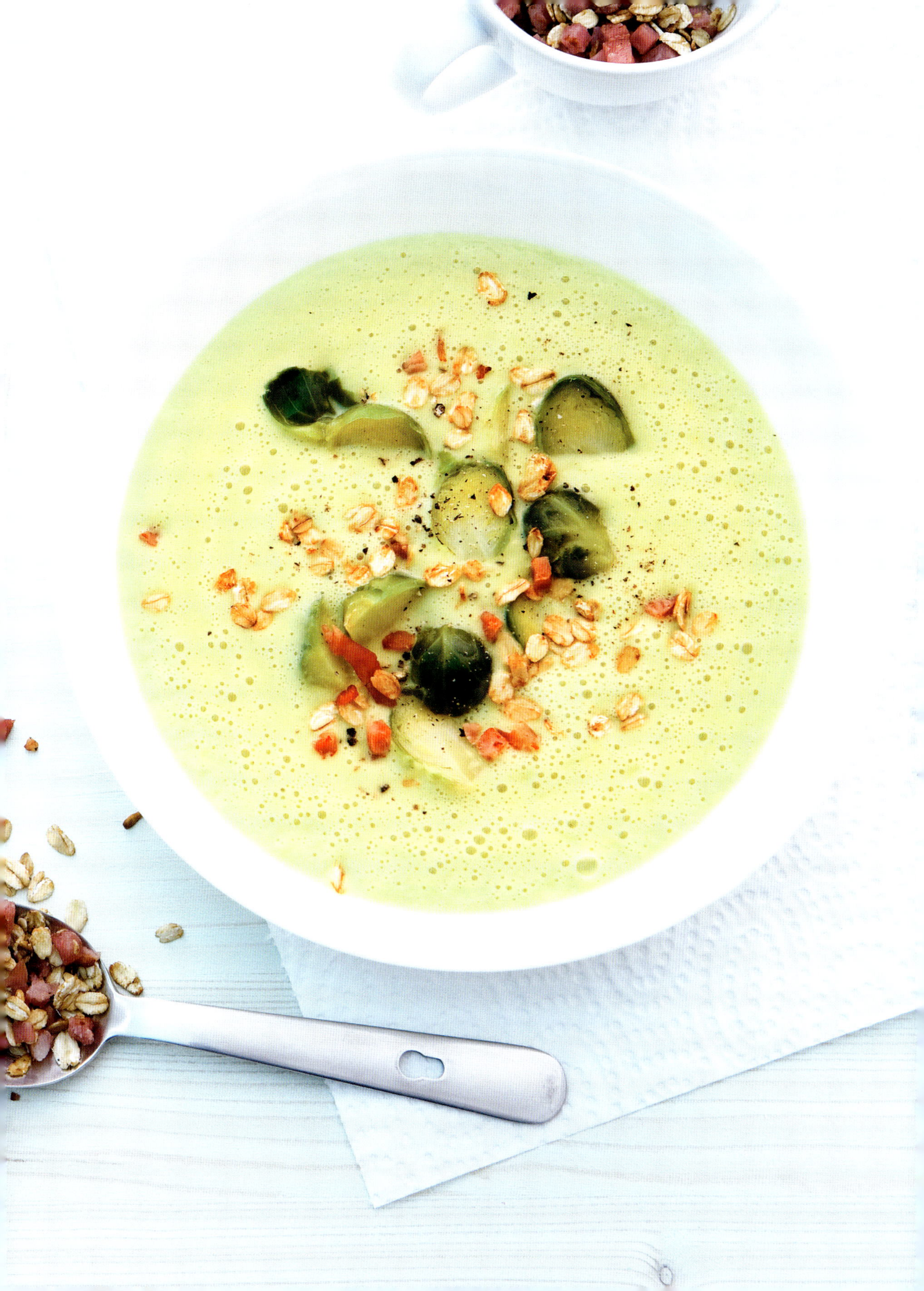

ZUCKERSCHOTEN-SCHNITZEL MIT QUARKDIP

Bei Tiefkühl-Schoten entfällt das zeitraubende Putzen

FÜR 2 PERSONEN

1 TL Rapsöl
4 Minutenschnitzel (je ca. 70 g)
300 g TK-Zuckerschoten
1 TL getrocknetes Bohnenkraut
Salz
Pfeffer
1 Ei
2 EL helle Sesamsamen
100 g Magerquark
1 EL mildes Ajvar
¼ TL getrockneter Thymian

ZUBEREITUNGSZEIT: 15 MIN.

1 Das Öl in einer beschichteten Pfanne erhitzen und die Minutenschnitzel darin auf jeder Seite ca. 30 Sek. anbraten, dann herausnehmen.

2 Die Zuckerschoten in der heißen Pfanne bei mittlerer Hitze zugedeckt auftauen lassen. Nun 2 Schnitzel auf ein mit Backpapier belegtes Backblech legen. Dicht mit Zuckerschoten belegen, mit ¼ TL Bohnenkraut, Salz und Pfeffer kräftig würzen und mit je 1 weiteren Minutenschnitzel abdecken. Die restlichen Zuckerschoten in der heißen Pfanne lassen, mit ½ TL Bohnenkraut, Salz und Pfeffer würzen und auf der ausgeschalteten Herdplatte zugedeckt warm halten.

3 Den Backofengrill auf höchster Stufe vorheizen. Das Ei verquirlen und mit einem Pinsel auf die Zuckerschoten-Schnitzel streichen. Diese dick mit Sesamsamen bestreuen und unter dem heißen Grill auf der 2. Schiene von oben in ca. 3 Min. goldgelb braten.

4 Den Quark mit Ajvar, restlichem Bohnenkraut und Thymian verrühren, mit Salz und Pfeffer würzen und zu den Schnitzeln und dem Zuckerschotengemüse servieren.

ALLE, DIE NICHT ABNEHMEN WOLLEN,
garen zusätzlich pro Person noch 50 g Spiralnudeln in reichlich kochendem Salzwasser nach Packungsangabe bissfest und essen diese als Beilage dazu.

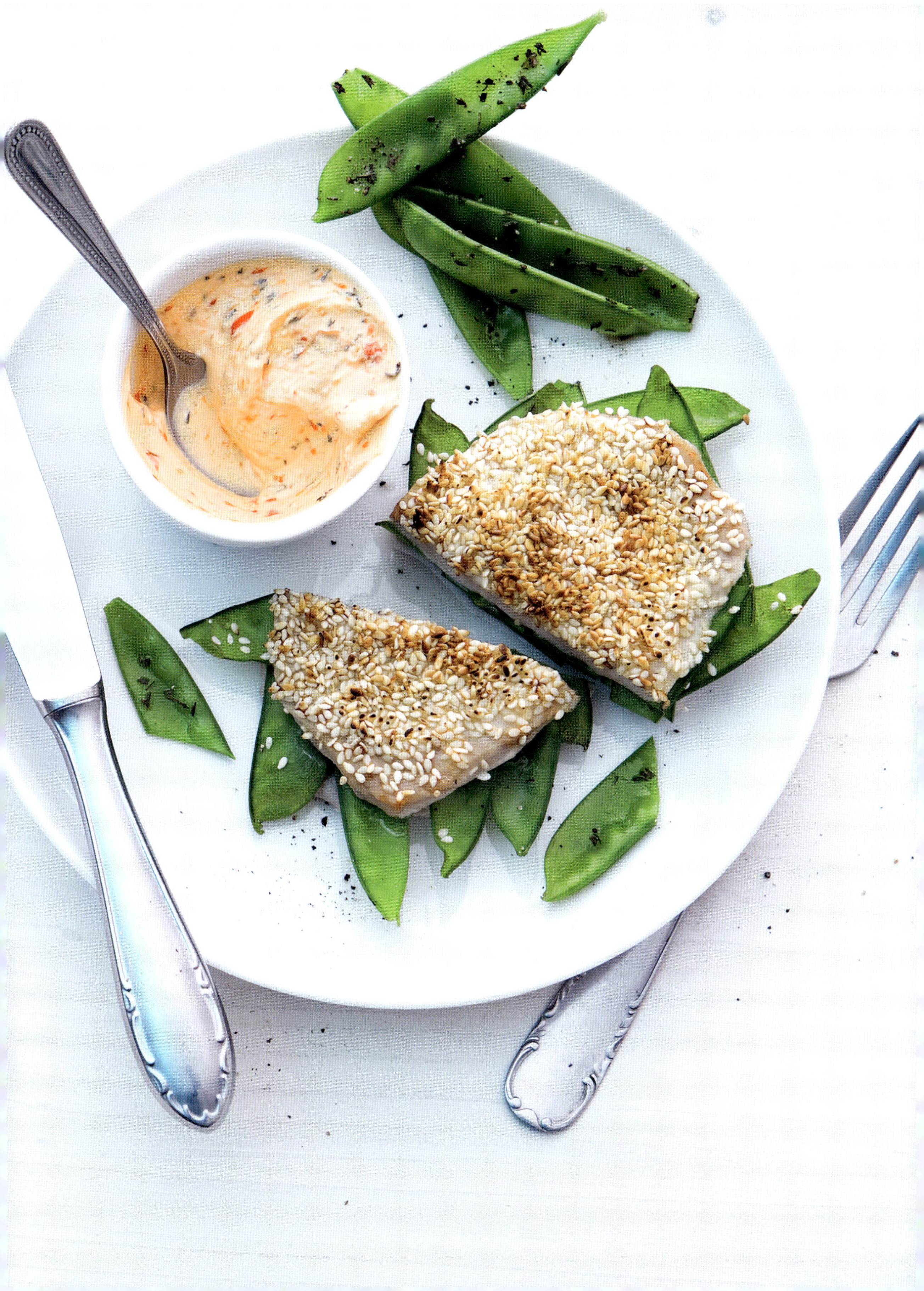

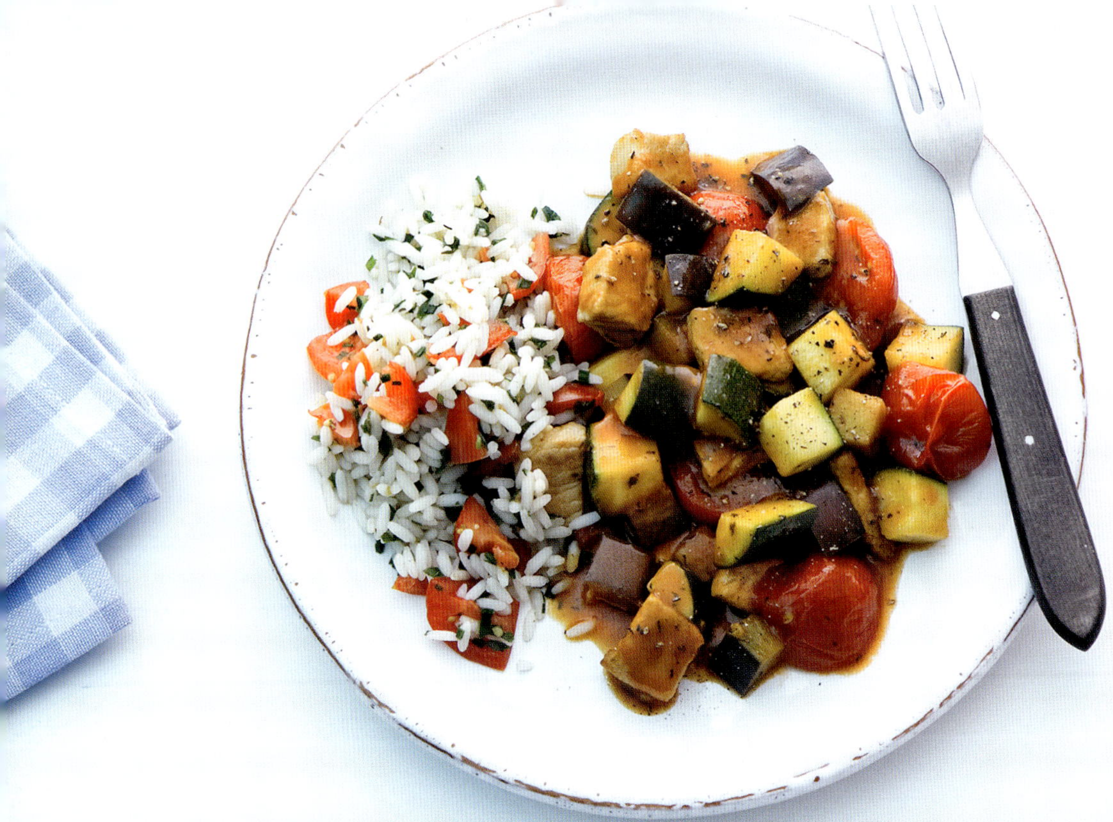

AUBERGINEN-ZUCCHINI-PFANNE

Für 2 Personen

50 g **parboiled Langkornreis** in 150 ml **Instant-Gemüsebrühe** aufkochen, die Herdplatte ausschalten und den Reis darauf zugedeckt ca. 20 Min. ausquellen lassen. 1 kleine **Aubergine** (ca. 200 g) und 1 kleinen **Zucchino** (200 g) putzen, waschen und in mundgerechte Würfel schneiden. 300 g **Schweineschnitzel** ebenfalls in Würfel schneiden. 1 EL **Rapsöl** in einer Pfanne erhitzen und die Fleischwürfel darin bei starker Hitze in ca. 3 Min. rundherum anbraten. Die Gemüsewürfel dazugeben und ca. 2 Min. unter Rühren andünsten, dann mit je 100 ml **Instant-Gemüsebrühe** und **Tomatensaft** ablöschen. Die Auberginenpfanne ca. 10 Min. bei schwacher Hitze offen köcheln lassen, dabei gelegentlich umrühren und bei Bedarf noch etwas Brühe zugeben. 300 g **Cocktailtomaten** waschen und halbieren, die Hälfte davon 3 Min. vor Ende der Garzeit zur Auberginenpfanne geben und diese mit **Salz, Pfeffer** und ½ TL getrocknetem **Thymian** kräftig würzen. Die restlichen Tomaten klein schneiden, mit ½ Becher **TK-Schnittlauch** (20 g) zum Reis geben, noch kurz darin erhitzen und den Tomatenreis ebenfalls mit Salz, Pfeffer und ¼ TL getrocknetem Thymian würzen. Den Reis zur Auberginenpfanne servieren.

ALLE, DIE NICHT ABNEHMEN WOLLEN,
verdoppeln die Reisportion.

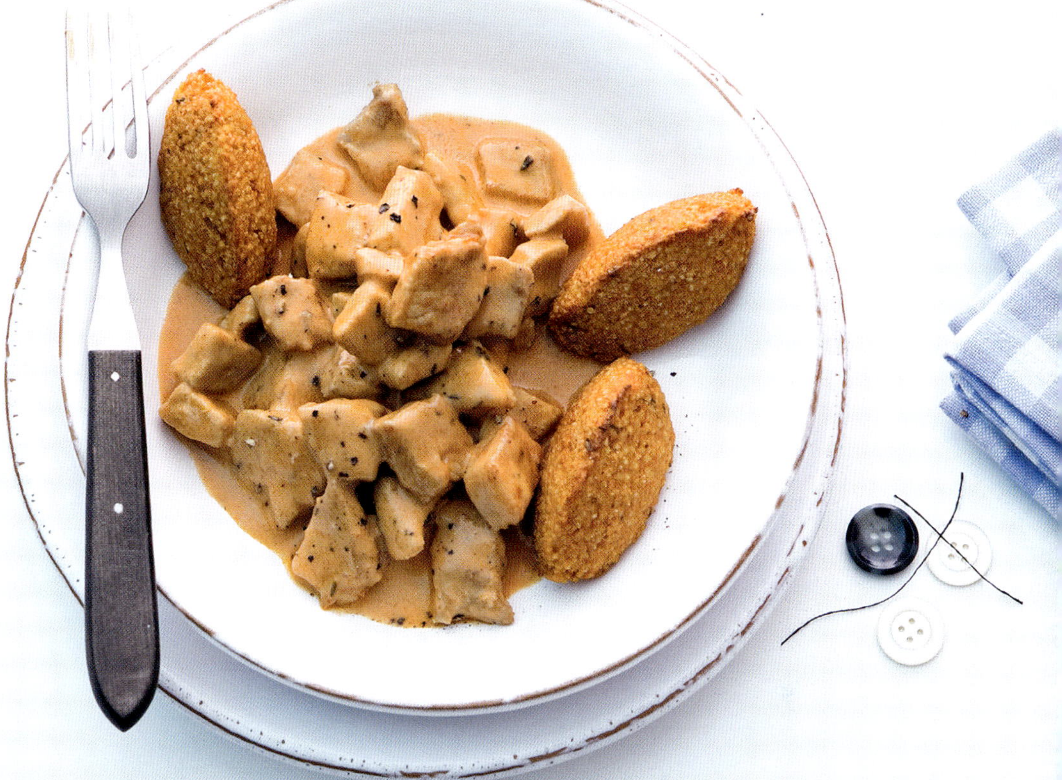

TOMATEN-HIRSE-NOCKEN MIT GESCHNETZELTEM

Für 2 Personen

50 g **Hirse** mit 150 ml **Wasser** in einen Topf geben, aufkochen und in ca. 10 Min. bei mittlerer Hitze zugedeckt garen. 300 g **Schweineschnitzel** in mundgerechte Stücke schneiden und in 50 ml **Instant-Gemüsebrühe** sowie je 2 EL **Zitronen-** und **Tomatensaft** einlegen. 1 **Knoblauchzehe** schälen, durch die Presse drücken und mit 1 **Eiweiß,** 1 EL **Semmelbrösel** und 20 g frisch geriebenem **Parmesan** unter die gegarte Hirse mischen. Diese mit ½ TL getrocknetem **Thymian, Salz, Pfeffer,** 1 großen Prise **rosenscharfem Paprikapulver** und 1 TL **Tomatenmark** würzen. Den Backofengrill auf höchster Stufe vorheizen. Vom Hirseteig mit zwei Esslöffeln Nocken abstechen, auf ein mit Backpapier belegtes Backblech setzen und unter dem heißen Grill in ca. 7 Min. auf der 2. Schiene von oben goldgelb grillen, dann warm stellen. Inzwischen das marinierte Fleisch abtropfen lassen. 1 EL **Rapsöl** und 1 TL **Tomatenmark** in einer Pfanne erhitzen und das Fleisch darin bei starker Hitze ca. 2 Min. unter Wenden anbraten, mit der Marinade ablöschen. 100 g **Frischkäse** (0,2 % Fett), 100 ml **Gemüsebrühe,** 1 EL **süßen Senf** und ½ TL getrockneten **Thymian** verrühren, die Sauce zum Fleisch geben, kurz einkochen lassen, das Geschnetzelte mit **Salz** und **Pfeffer** würzen und zu den Hirse-Nocken servieren.

ALLE, DIE NICHT ABNEHMEN WOLLEN,

vermischen noch 4 EL gehackte, geröstete Walnusskerne mit 2 EL frisch geriebenem Parmesan und streuen diese Mischung über das Geschnetzelte.

RUCKZUCK-SCHNITZEL MIT WEISSEN BOHNEN UND BIRNE

Minutenschnitzel sind im Handumdrehen gebraten

FÜR 2 PERSONEN

- **4 kleine Minutenschnitzel** (je ca. 75 g)
- **3 EL Sojasauce**
- **200 ml Instant-Gemüsebrühe**
- **300 g weiße Bohnen** (aus der Dose)
- **2 Frühlingszwiebeln**
- **1 TL getrocknetes Bohnenkraut**
- **1 EL Rapsöl**
- **200 g Frischkäse** (0,2 % Fett)
- **Salz**
- **Pfeffer**
- **1 große Birne**

ZUBEREITUNGSZEIT: 15 MIN.

1 Den Backofen auf 160° (Umluft nicht geeignet) vorheizen. Die Minutenschnitzel 5 Min. in Sojasauce und 150 ml Brühe einlegen.

2 Die Bohnen abtropfen lassen. Die Frühlingszwiebeln putzen, waschen und fein würfeln. Die Frühlingszwiebeln mit den Bohnen, ½ TL Bohnenkraut und der restlichen Brühe ca. 10 Min. bei schwacher Hitze zugedeckt ziehen lassen.

3 Die Minutenschnitzel aus der Marinade nehmen und trocken tupfen. Das Rapsöl in einer Pfanne erhitzen und die Schnitzel darin von beiden Seiten je 30 Sek. anbraten, dann sofort in Alufolie wickeln und auf dem Rost im vorgeheizten Backofen warm halten.

4 Die Marinade mit dem Frischkäse verrühren, mit ½ TL Bohnenkraut würzen, in einen kleinen Topf geben und bei starker Hitze zu einer cremigen Sauce einkochen lassen.

5 Die Birne waschen, halbieren, das Kerngehäuse herausschneiden, die Birnenhälften grob raspeln, unter die Bohnen mischen und diese mit Salz und Pfeffer würzen. Das Bohnengemüse mit den Minutenschnitzeln und der Sauce servieren.

ALLE, DIE NICHT ABNEHMEN WOLLEN,

garen zusätzlich pro Person ca. 50 g Bandnudeln nach Packungsangabe in reichlich Salzwasser bissfest und genießen diese als Beilage zu Schnitzeln und Bohnengemüse.

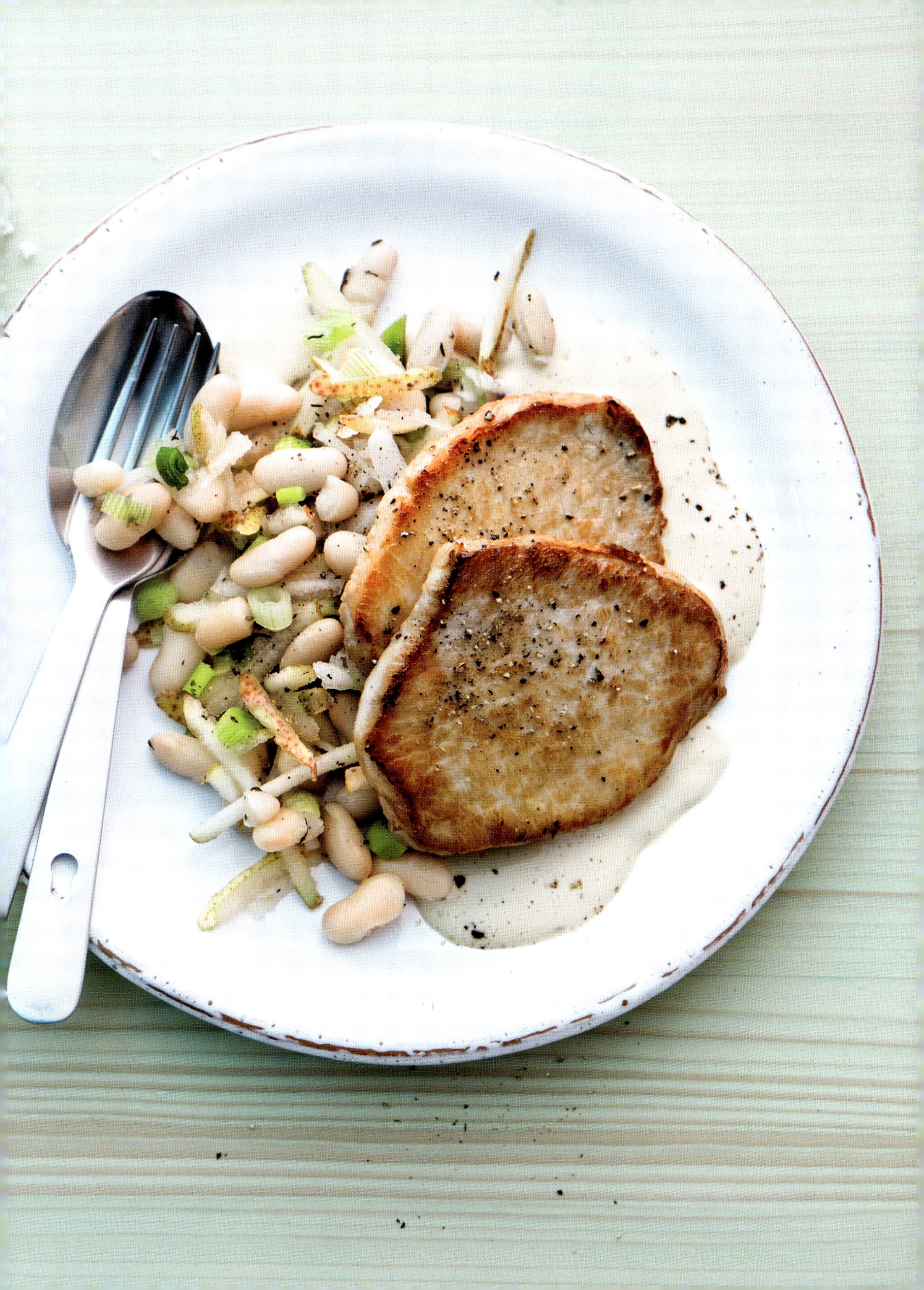

MINUTENSCHNITZEL MIT AVOCADO-SALSA

Dank vieler ungesättigter Fettsäuren supergesund

FÜR 2 PERSONEN

100 g Mais (aus der Dose)
½ Papaya
2 Tomaten
1 rote Paprikaschote
1 kleine reife Avocado (ca. 175 g)
Salz
Pfeffer
¼ TL rosenscharfes Paprikapulver
1 TL Zitronensaft
1 EL Rapsöl
4 Minutenschnitzel (je ca. 75 g)
25 g geriebener Käse (z. B. Emmentaler)

ZUBEREITUNGSZEIT: 15 MIN.

1 Den Mais abtropfen lassen. Aus der Papaya die Kerne herausschaben, das Fruchtfleisch schälen. Die Tomaten waschen und vom Stielansatz befreien. Die Paprikaschote halbieren, Kerngehäuse und weiße Innenhäute entfernen und die Paprikahälften mit den Tomaten und der Papayahälfte in kleine Würfel schneiden.

2 Die Avocado halbieren, den Stein entfernen, das Fruchtfleisch mit einem Löffel aus der Schale heben und in einer kleinen Schüssel mit einer Gabel zerdrücken. Die vorbereiteten Zutaten mit dem Avocadopüree vermengen. Salsa mit Salz, Pfeffer, Paprika und Zitronensaft abschmecken.

3 Das Öl in einer Pfanne erhitzen und die Minutenschnitzel darin ca. 2 Min. anbraten, wenden, mit etwas geriebenem Käse bestreuen und zugedeckt weitere 2 Min. bei mittlerer Hitze garen. Die Schnitzel mit Salz, Pfeffer und Paprikapulver würzen und mit der Avocado-Salsa servieren.

ALLE, DIE NICHT ABNEHMEN WOLLEN, servieren pro Person noch je 30 g in 100 ml Instant-Gemüsebrühe ca. 15 Min. lang gegarten parboiled Langkornreis als Beilage dazu.

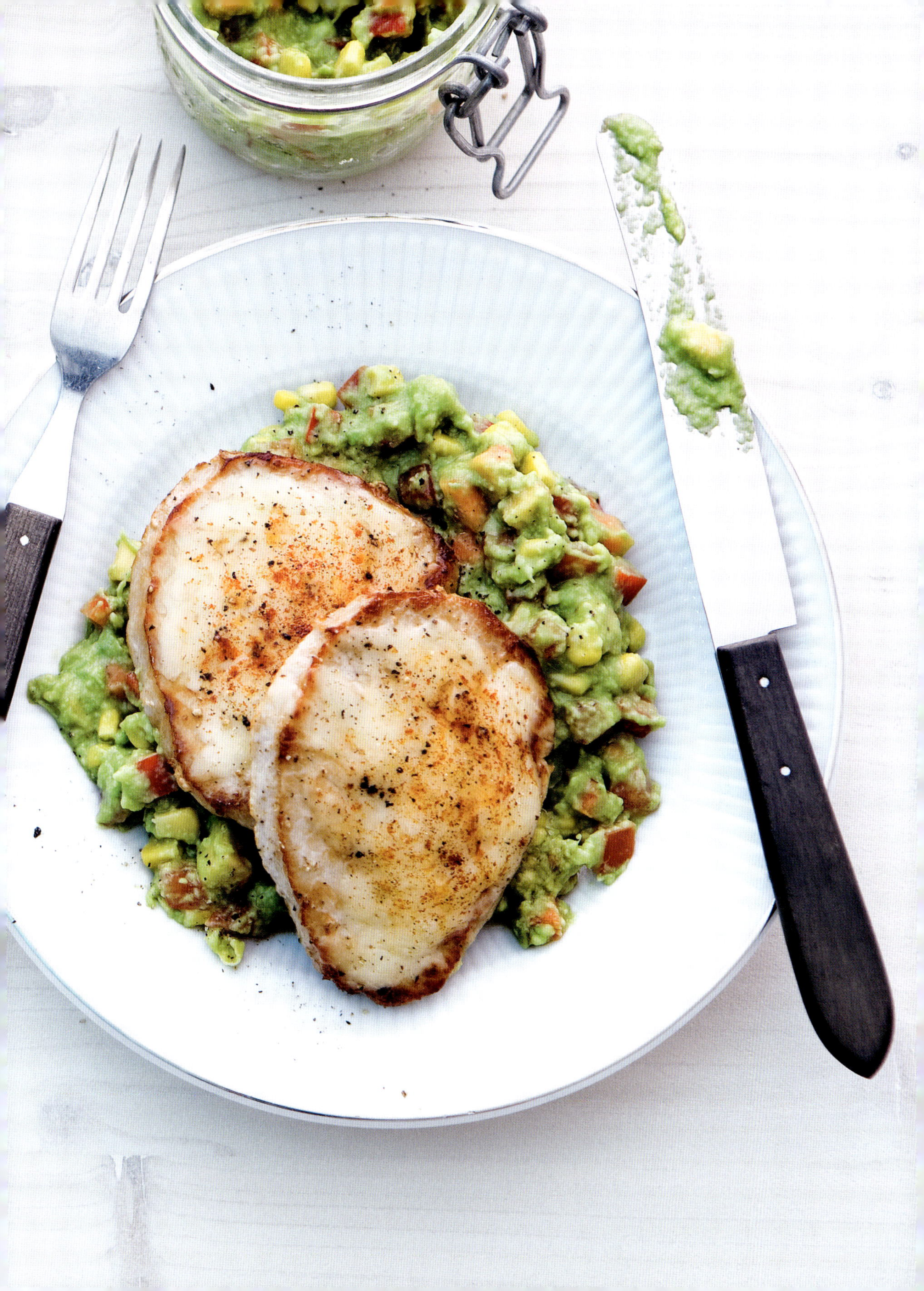

ROULADEN MIT KÜRBIS

Viele Kürbisnährstoffe bleiben auch im Glas erhalten

FÜR 2 PERSONEN

350 g eingelegter Kürbis (Abtropfgewicht; aus dem Glas)
200 g Frischkäse (0,2 % Fett)
2 flach geklopfte Rindfleischscheiben (aus der Oberschale; je ca. 75 g)
½ TL getrockneter Thymian
Salz
Pfeffer
1 TL Rapsöl
2 Frühlingszwiebeln
50 ml Instant-Gemüsebrühe
2 Schaschlikspieße

ZUBEREITUNGSZEIT: 20 MIN.

1 Den eingelegten Kürbis abtropfen lassen, dabei die Flüssigkeit auffangen. Den Kürbis klein schneiden und mit dem Frischkäse vermengen.

2 Die Rindfleischscheiben mit Thymian, Salz und Pfeffer würzen, mit der Hälfte des Kürbisfrischkäses dick bestreichen und von der schmalen Seite her aufrollen. Jede Roulade mit je 1 Schaschlikspieß fixieren.

3 Das Öl in einer beschichteten Pfanne erhitzen und die Rouladen darin rundherum bei starker Hitze ca. 2 Min. anbraten, dann bei schwacher Hitze in ca. 12 Min. zugedeckt fertig garen, dabei gelegentlich wenden.

4 Inzwischen die Frühlingszwiebeln putzen, waschen, klein schneiden, mit dem restlichen Kürbisfrischkäse und der Gemüsebrühe in einen kleinen Topf geben, erhitzen und ca. 10 Min. bei schwacher Hitze offen köcheln lassen. Die Sauce mit Salz und Pfeffer würzen, bei Bedarf noch etwas Kürbissud zugeben. Die Fleischröllchen mit der Sauce servieren.

ALLE, DIE NICHT ABNEHMEN WOLLEN,

garen pro Person in ca. 15 Min. 40 g parboiled Langkornreis in Kürbissud und Gemüsebrühe (ca. 100 ml) und servieren diesen zu den Rouladen und der Sauce.

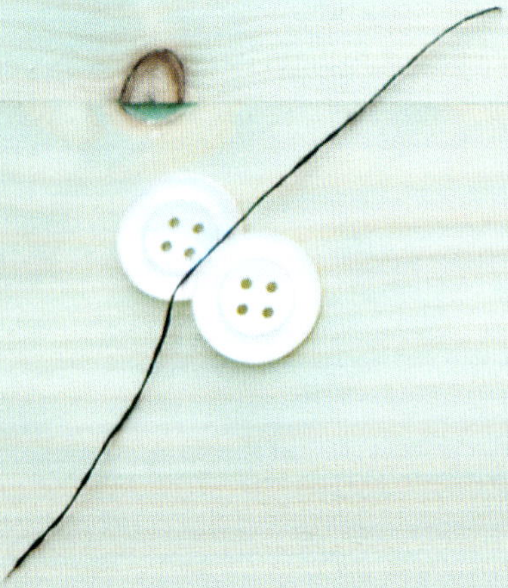

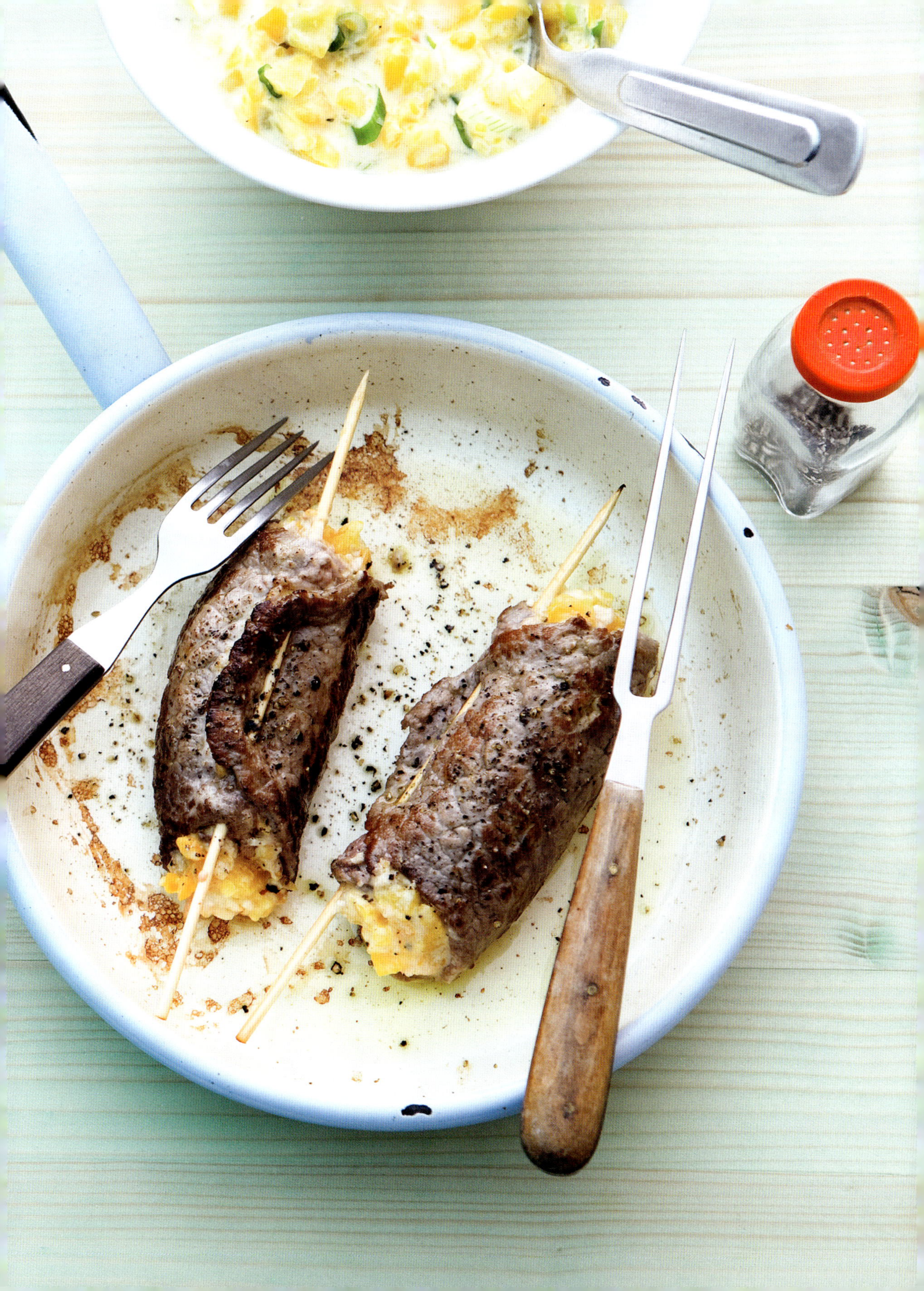

KALTE HAUPTMAHLZEITEN MIT 400 KCAL

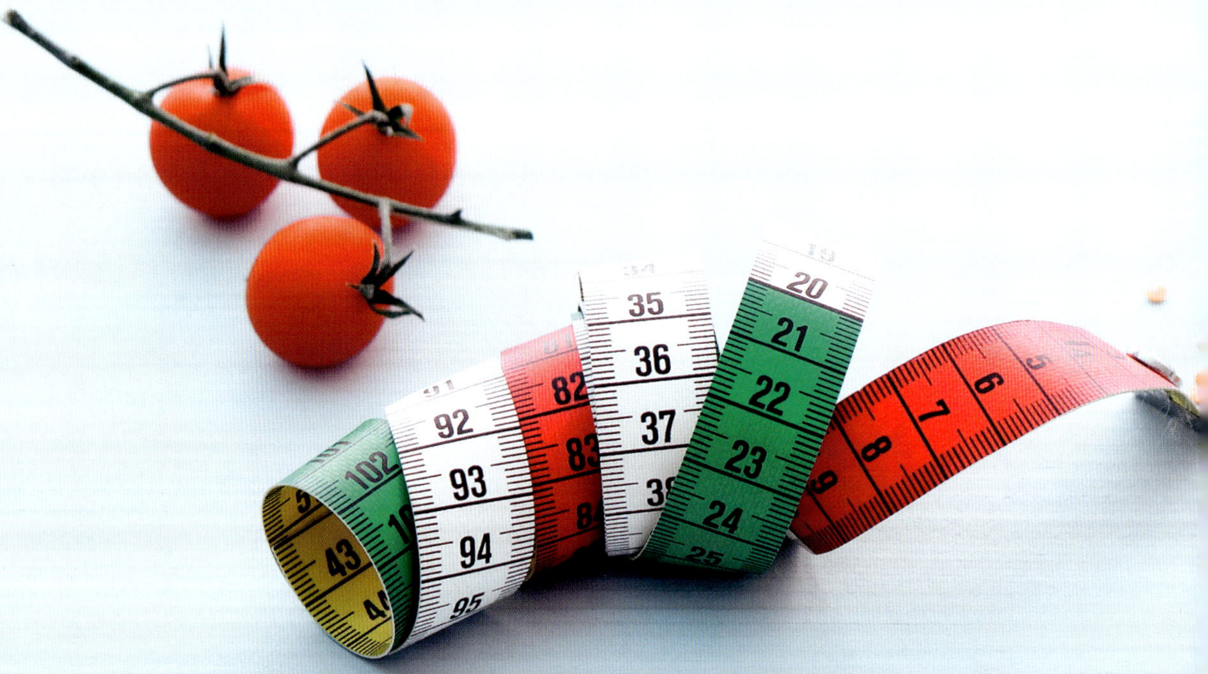

Heiß begehrt, weil schnell gemacht und ideal zum Mitnehmen

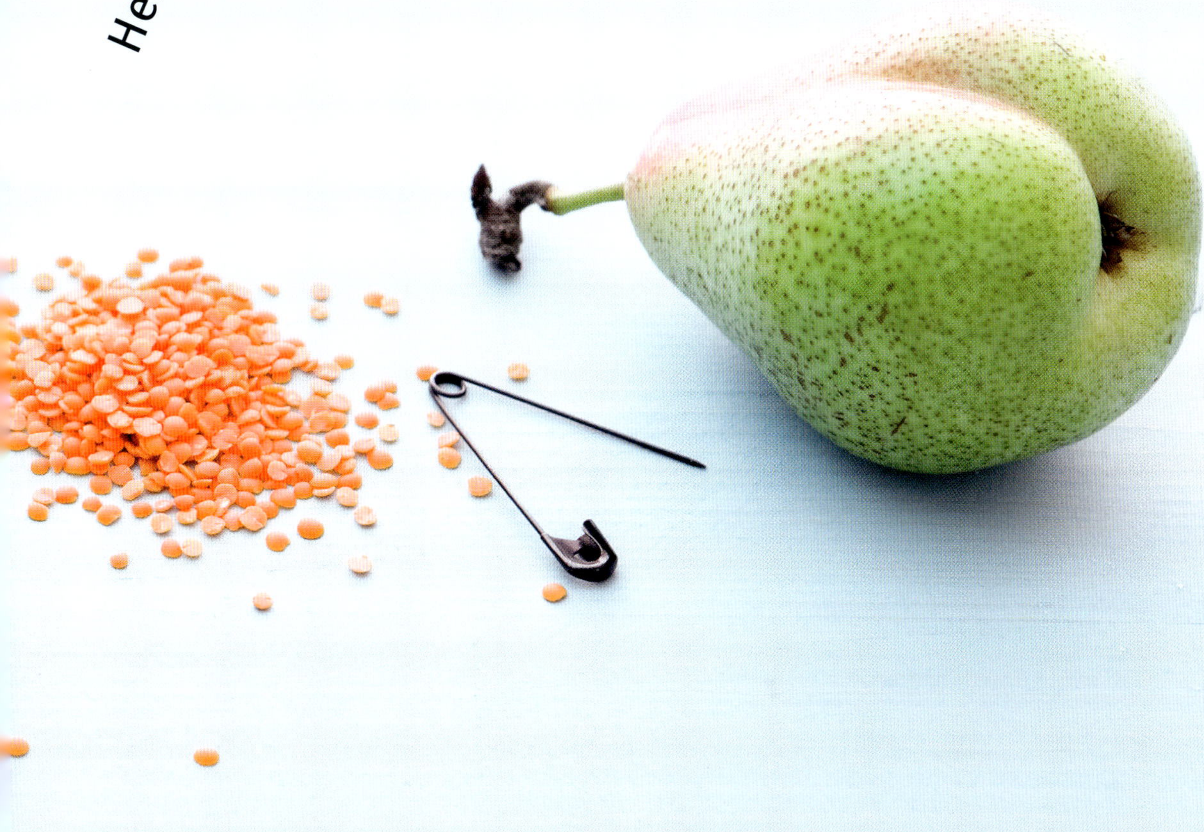

DIE SCHNELLEN 4 FÜR DIE KALTE KÜCHE

CROÛTONWÜRFEL

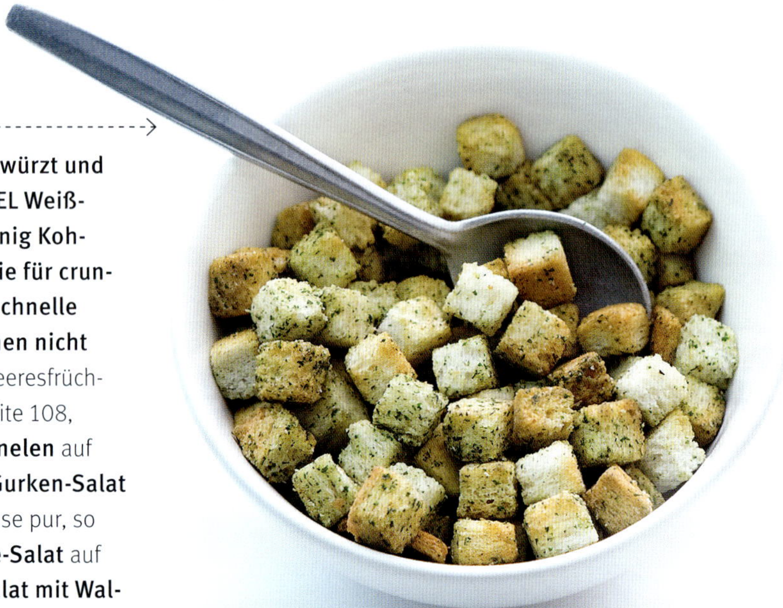

Kann man fertig kaufen, schon gewürzt und startklar fürs Salat-Tuning | mit 1 EL Weißbrotwürfel kommen gerade so wenig Kohlenhydrate in die Rohkost, dass sie für crunchigen Biss und die notwendige schnelle Energie sorgen, aber das Abnehmen nicht gefährden | passen zu Fisch und Meeresfrüchten (**Fischsalat mit Tomaten** auf Seite 108, **Tomatensalat mit Erbsen und Garnelen** auf Seite 110) oder Fleisch (**Schinken-Gurken-Salat** auf Seite 118) genauso wie zu Gemüse pur, so zum Beispiel im **Couscous-Gemüse-Salat** auf Seite 98 oder im **Bunten Möhrensalat mit Walnusscreme** auf Seite 100.

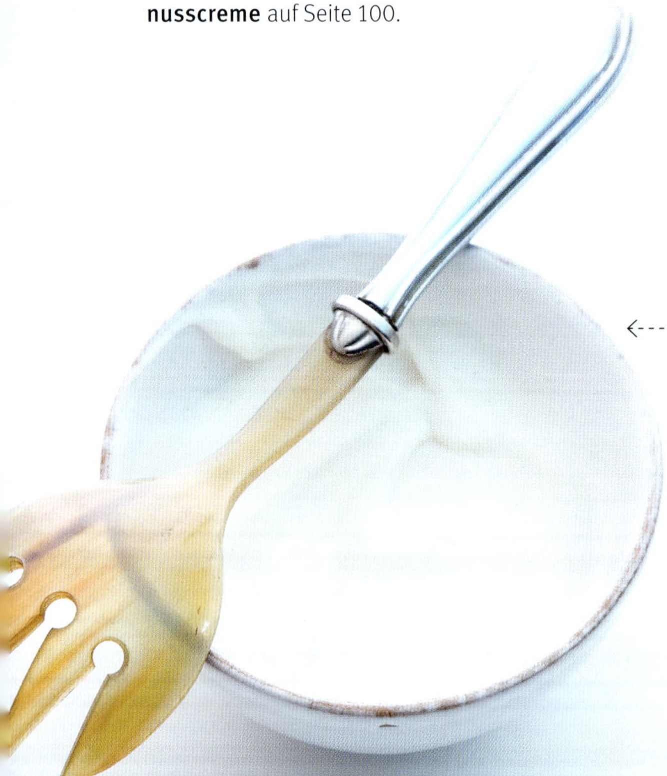

SALATCREME

Sie liefert zwar viel weniger Fett als eine echte Mayonnaise, steuert aber den typischen Mayo-Geschmack bei, den mancher Salat und manches Dressing einfach brauchen, um gut zu schmecken | beinahe unverzichtbar ist sie deshalb in der **Pikanten Birnenrohkost** (Seite 96), im **Tomatensalat mit Erbsen und Garnelen** (Seite 110), im **Exotischen Putenbrustsalat** (Seite 120) und im **Chinakohl-Hähnchen-Salat** (Seite 124).

MINI-ROMANASALAT

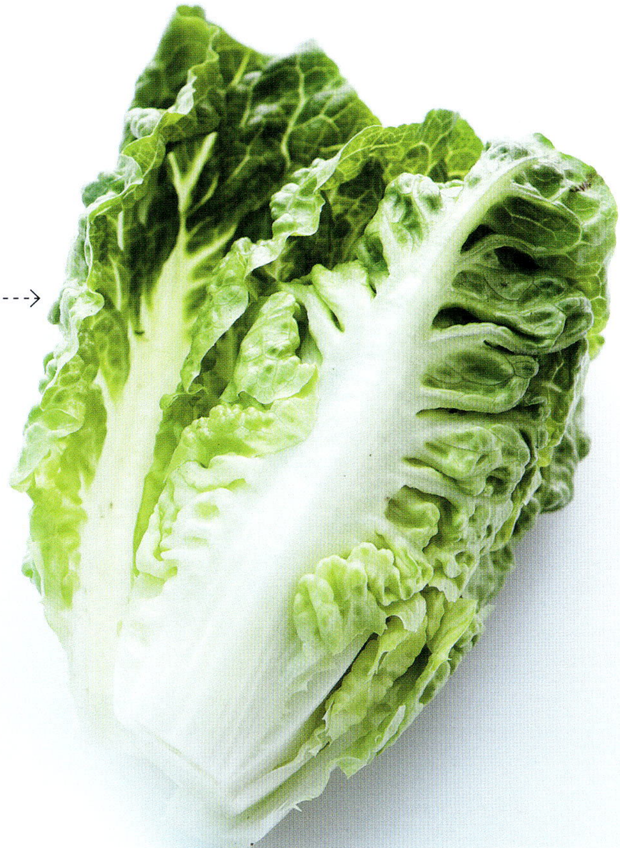

Garantiert vitaminreiche Frische ohne Abfall | küchenfertig als Kleinstportion in jedem Supermarkt zu finden | einfach nur grob zerkleinern, anmachen und mitnehmen | damit bleibt jeder Salat noch nach Stunden knackig | beste Wahl für Lunchpaket und Bürosnack | passt sich im **Romana-Pilz-Salat** (Seite 90) ebenso gut den Zutaten an wie im **Rote-Bete-Salat mit gratiniertem Ziegenkäse** (Seite 102), schmeckt aber auch mit Obst im **Romana-Ananas-Salat** (Seite 114) oder mit Fleisch im **Fruchtigen Schinkensalat** (Seite 126).

TK-KRÄUTER

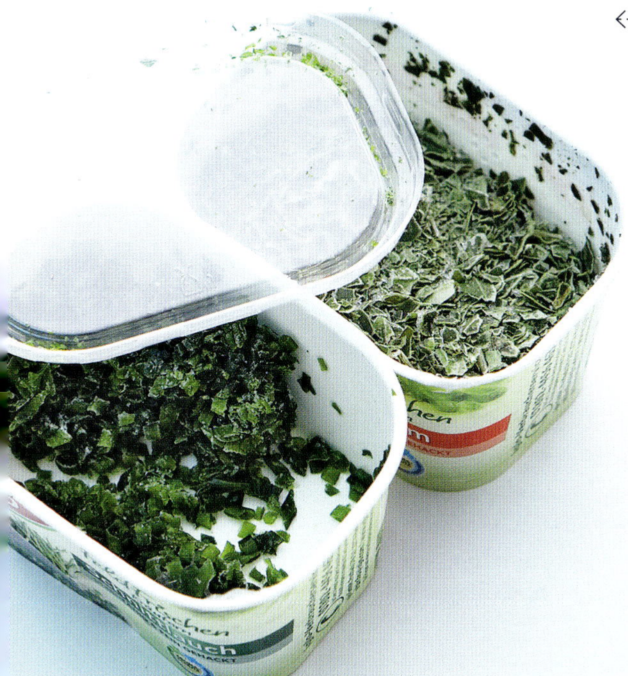

Geben fast jedem Gericht den letzten Geschmackskick ganz ohne Fett und künstliche Geschmacksverstärker | sparen Zeit, weil sie nicht gewaschen, gezupft und gehackt werden müssen | ein Vorrat an Petersilie für **Tomaten-Zucchini-Salat mit Emmentaler** (Seite 88), Dill für **Gurken-Lachs-Salat** (Seite 112), Schnittlauch für **Bunten Möhrensalat mit Walnusscreme** (Seite 100) und Basilikum für **Spaghetti-Tomaten-Salat mit Garnelen** (Seite 89) kann jeder in kleinen Bechern daheim im Tiefkühlfach parat haben | mit 1 Becher TK-Kräutern, 200 g fettarmem Joghurt (1,5 % Fett), 1 EL gehackten Walnusskernen, 50 g Salatcreme, wenig mittelscharfem Senf, Zitronensaft, Salz und Pfeffer dauert ein **Kräuter-Knäckebrot-Aufstrich** nicht einmal eine Minute.

4 x SALAT MIT TOMATE, ...

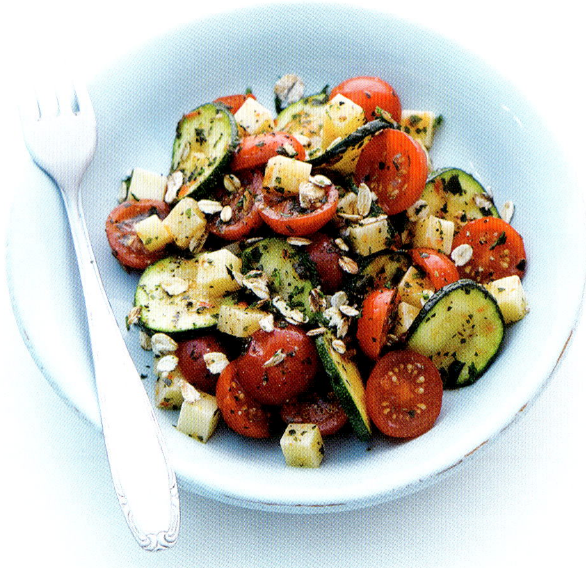

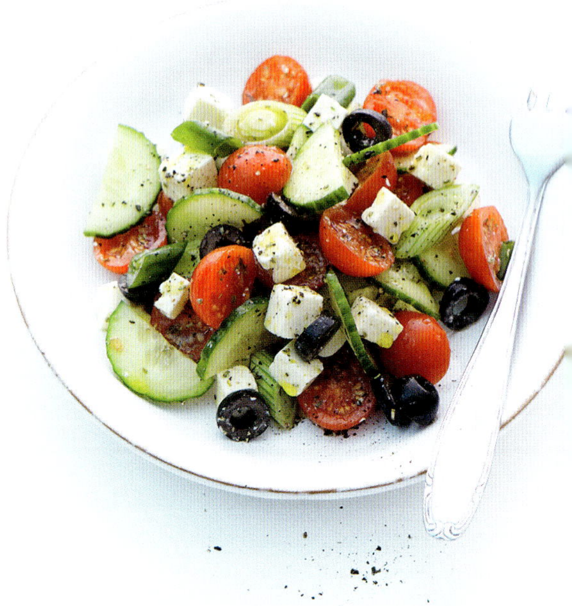

TOMATEN-ZUCCHINI-SALAT MIT EMMENTALER

Für 2 Personen

200 g **Zucchini** putzen, waschen und in dünne Scheiben schneiden. 1 TL **Rapsöl** in einer beschichteten Pfanne erhitzen und die Zucchinischeiben darin ca. 5 Min. bei schwacher Hitze andünsten. 300 g **Cocktailtomaten** waschen und vierteln. 100 g **Emmentaler** würfeln. 1 **Knoblauchzehe** schälen und durch die Presse drücken, mit 1 Becher **TK-Basilikum** (40 g), 1 EL **mildem Ajvar** und 5 EL **Apfelsaft** verrühren. Das Gemüse und den Käse untermengen. Den Salat mit **Salz, Pfeffer** und ¼ TL getrocknetem **Thymian** würzen. 50 g **kernige Haferflocken** in einer Pfanne ohne Fett rösten. 1 Becher **TK-Petersilie** (40 g) untermengen und die Mischung über den Salat streuen.

GRIECHISCHER BAUERN-SALAT

Für 2 Personen

2 **Frühlingszwiebeln** putzen, waschen und grob in Ringe schneiden. ½ kleine **Salatgurke** und 200 g **Cocktailtomaten** waschen. Die Gurkenhälfte längs halbieren und in dünne Scheiben schneiden. Die Cocktailtomaten halbieren. 200 g **Schafskäse** (Feta) in kleine Würfel, 10 schwarze **Oliven** (ohne Stein) in dünne Scheiben schneiden. Alle vorbereiteten Zutaten mit 3 TL **Aceto balsamico bianco,** 2 EL **Olivenöl, Salz, Pfeffer** und je ¼ TL getrocknetem **Thymian** und **Rosmarin** mischen und servieren.

... denn Tomaten sind als kleine Cocktail-Variante oder in der Dose immer parat und top im Aroma.

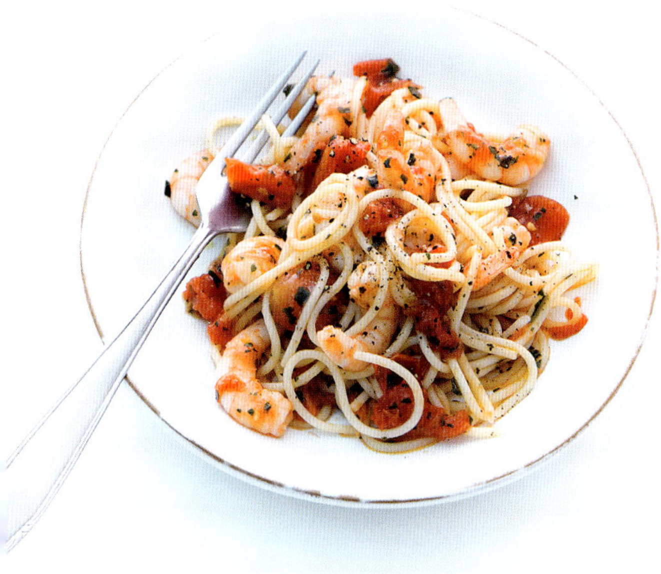

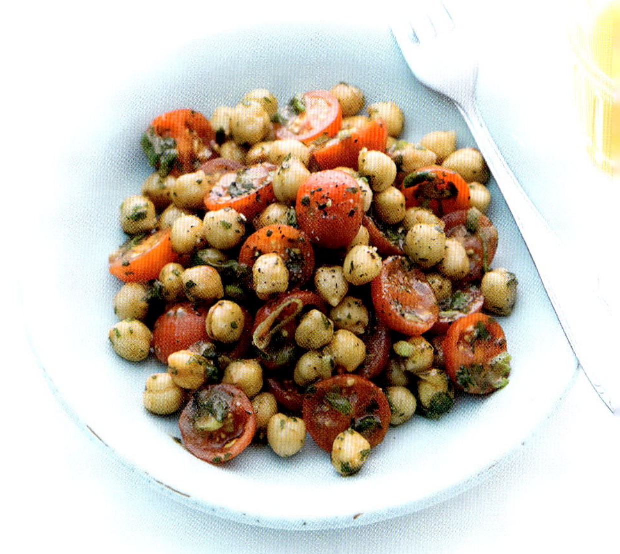

SPAGHETTI-TOMATEN-SALAT MIT GARNELEN

Für 2 Personen

In einem großen Topf reichlich Salzwasser zum Kochen bringen. 120 g **Spaghetti** darin nach Packungsangabe bissfest garen, 150 g **vorgegarte TK-Garnelen** 3 Min. vor Ende der Garzeit dazugeben. 1 Dose **geschälte Tomaten** (400 g Inhalt) abtropfen lassen und die Tomatensauce auffangen. Die Tomaten in mundgerechte Stücke schneiden. Die Spaghetti und Garnelen in ein Sieb abgießen und abtropfen lassen. Dann in eine Salatschüssel geben und mit den Tomaten vermengen. 3 EL von der Tomatensauce mit ½ Becher **TK-Basilikum** (20 g), 1 EL **Zitronensaft** und 2 EL **Olivenöl** verrühren, zum Salat geben und diesen mit **Salz** und **Pfeffer** würzen.

KICHERERBSEN-TOMATEN-SALAT

Für 2 Personen

250 g **Kichererbsen** (aus der Dose) abtropfen lassen. 300 g **Cocktailtomaten** waschen und halbieren. 2 **Frühlingszwiebeln** putzen, waschen und in feine Ringe schneiden. 2 EL **Rapsöl** in einem Topf erhitzen und die Frühlingszwiebeln darin bei starker Hitze 1 Min. andünsten. Die Kichererbsen dazugeben und 2 EL **Tomatenmark** unterrühren. Tomaten zugeben. Den Salat mit **Salz,** 1 Prise **Chilipulver**, 1 Prise **Zucker,** 1 Becher **TK-Petersilie** (40 g) und dem Inhalt 1 Beutels **Pfefferminztee** würzen. Lauwarm oder kalt servieren. Dazu je 1 Glas **Orangensaft** trinken.

ROMANA-PILZ-SALAT

Pilze sind dank Eiweiß und Wasser wahre Abnehm-Spezialisten

FÜR 2 PERSONEN

1 Mini-Romanasalat
150 g Champignons
1 großer Apfel
100 g Emmentaler
2 Möhren
150 g fettarmer Joghurt (1,5 % Fett)
1 Becher TK-Petersilie (40 g)
1 TL Walnussöl
5 EL heller Traubensaft
Salz
Pfeffer

ZUBEREITUNGSZEIT: 15 MIN.

1 Den Romanasalat waschen, trocken schütteln oder schleudern und in mundgerechte Streifen schneiden. Die Champignons mit Küchenpapier abreiben und in dünne Scheiben schneiden.

2 Den Apfel waschen, halbieren, vom Kerngehäuse befreien und in kleine Würfel schneiden. Den Emmentaler ebenfalls klein würfeln.

3 Die Möhren putzen, schälen, fein raspeln, mit Salat, Pilzen, Apfel- und Käsewürfeln sowie dem Joghurt vermengen.

4 Die Petersilie mit Öl und Traubensaft verrühren. Das Dressing mit dem Salat mischen und diesen mit Salz und Pfeffer würzen.

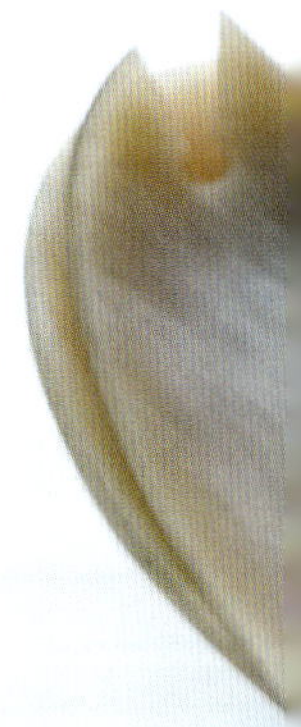

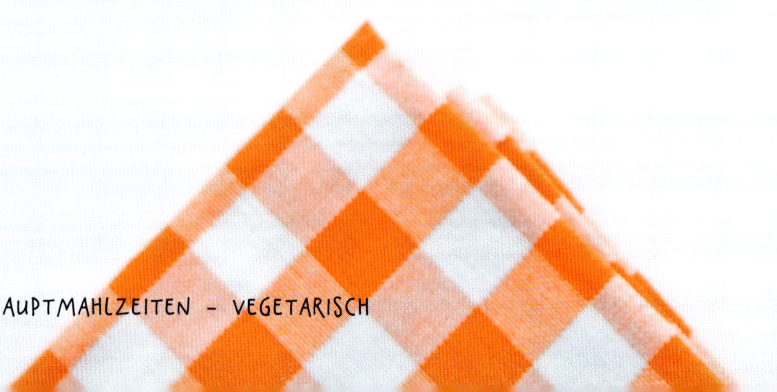

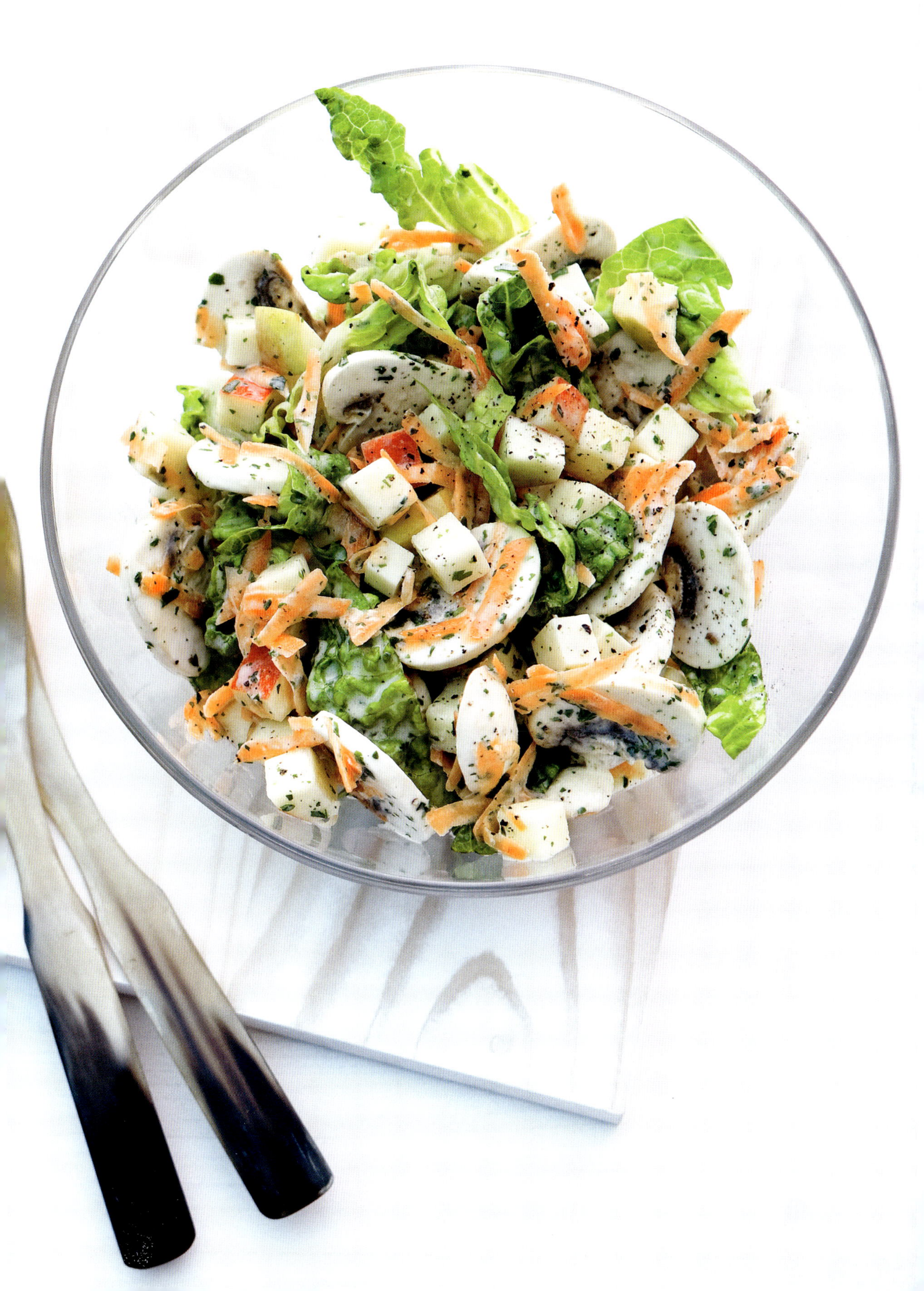

ZUCCHINI-NUDEL-SALAT

Der Abnehmtrick: zur Nudel immer gaaanz viel Gemüse

FÜR 2 PERSONEN

100 g kleine Spiralnudeln
Salz
150 g Schafskäse (Feta) light (9 % Fett)
400 g Zucchini
1 EL Olivenöl
Pfeffer
1 TL Zitronensaft
½ Becher TK-Basilikum (20 g)

ZUBEREITUNGSZEIT: 15 MIN.

1 Die Nudeln in reichlich kochendem Salzwasser nach Packungsangabe bissfest garen. Den Feta in Würfel schneiden.

2 Die Zucchini putzen, waschen und in dicke, kurze Stifte schneiden. Das Olivenöl in einer Pfanne erhitzen, die Zucchini darin kurz dünsten und mit Salz, Pfeffer, Zitronensaft und Basilikum kräftig abschmecken.

3 Die Nudeln in ein Sieb abgießen, abtropfen lassen und mit dem Zucchinigemüse und den Fetawürfeln vermengen.

ALLE, DIE NICHT ABNEHMEN WOLLEN,
geben zusätzlich pro Portion 50 g Nudeln und 1 EL frisch geriebenen Parmesan in den Salat.

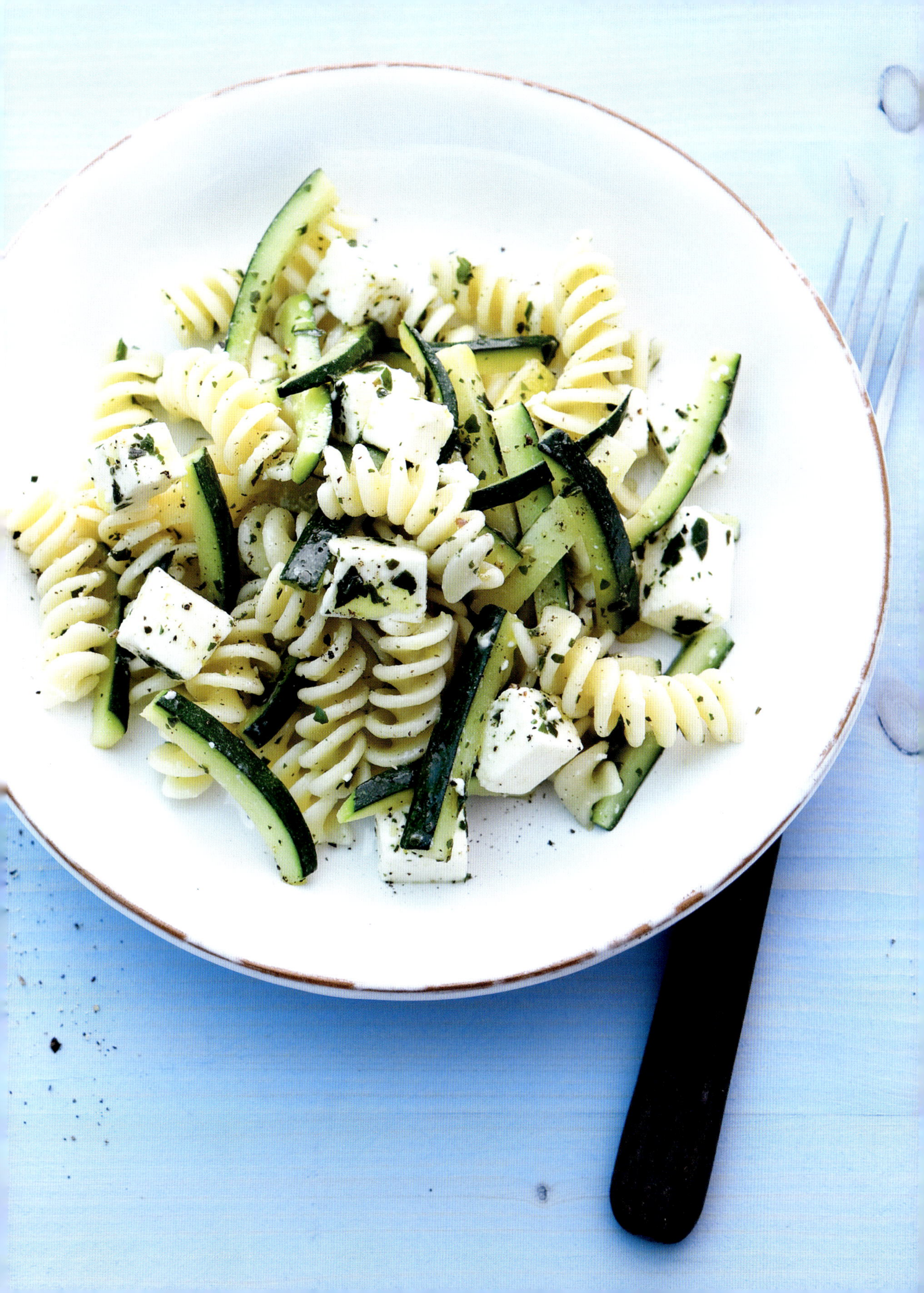

NUDEL-LAUCH-SALAT

Gewürzgurken machen den Geschmack rund

FÜR 2 PERSONEN

120 g Spiralnudeln
Salz
1 große Stange Lauch
100 g Gewürzgurken
4 Mandarinen oder Kiwis
½ Becher TK-Petersilie (20 g)
2 EL Aceto balsamico bianco
100 g fettarmer Joghurt (1,5 % Fett)
2 EL Walnussöl
Pfeffer

ZUBEREITUNGSZEIT: 15 MIN.

1 Die Nudeln in reichlich kochendem Salzwasser nach Packungsangabe bissfest garen. Lauch von den dunkelgrünen Blattenden und vom Wurzelansatz befreien, längs einschneiden, gründlich waschen und in dünne Ringe schneiden.

2 Die Gewürzgurken in dünne Scheiben schneiden. Die Mandarinen oder Kiwis schälen, längs halbieren, in dünne Scheiben schneiden und mit Lauch und Gurkenscheiben vermengen.

3 Die Nudeln in ein Sieb abgießen, abtropfen lassen, mit Petersilie, Essig, Joghurt und Walnussöl vermengen, unter die Lauch-Gurken-Frucht-Mischung heben und den Salat mit Salz und Pfeffer würzen.

ALLE, DIE NICHT ABNEHMEN WOLLEN,
essen zum Salat noch Baguette.

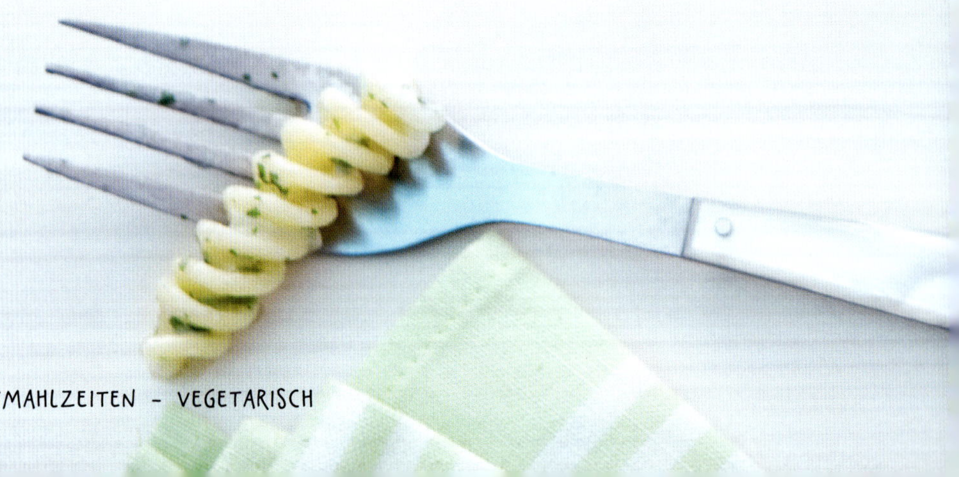

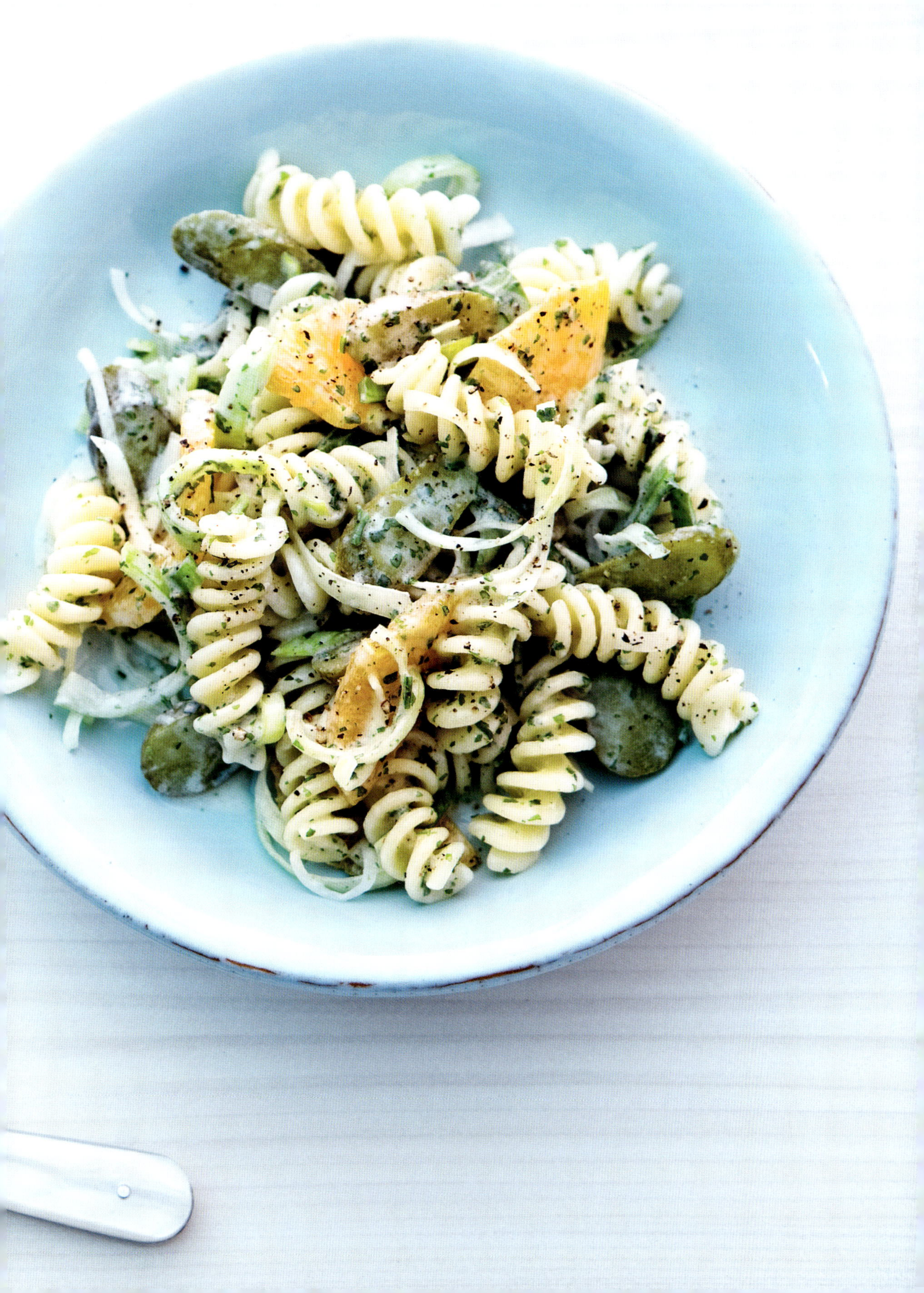

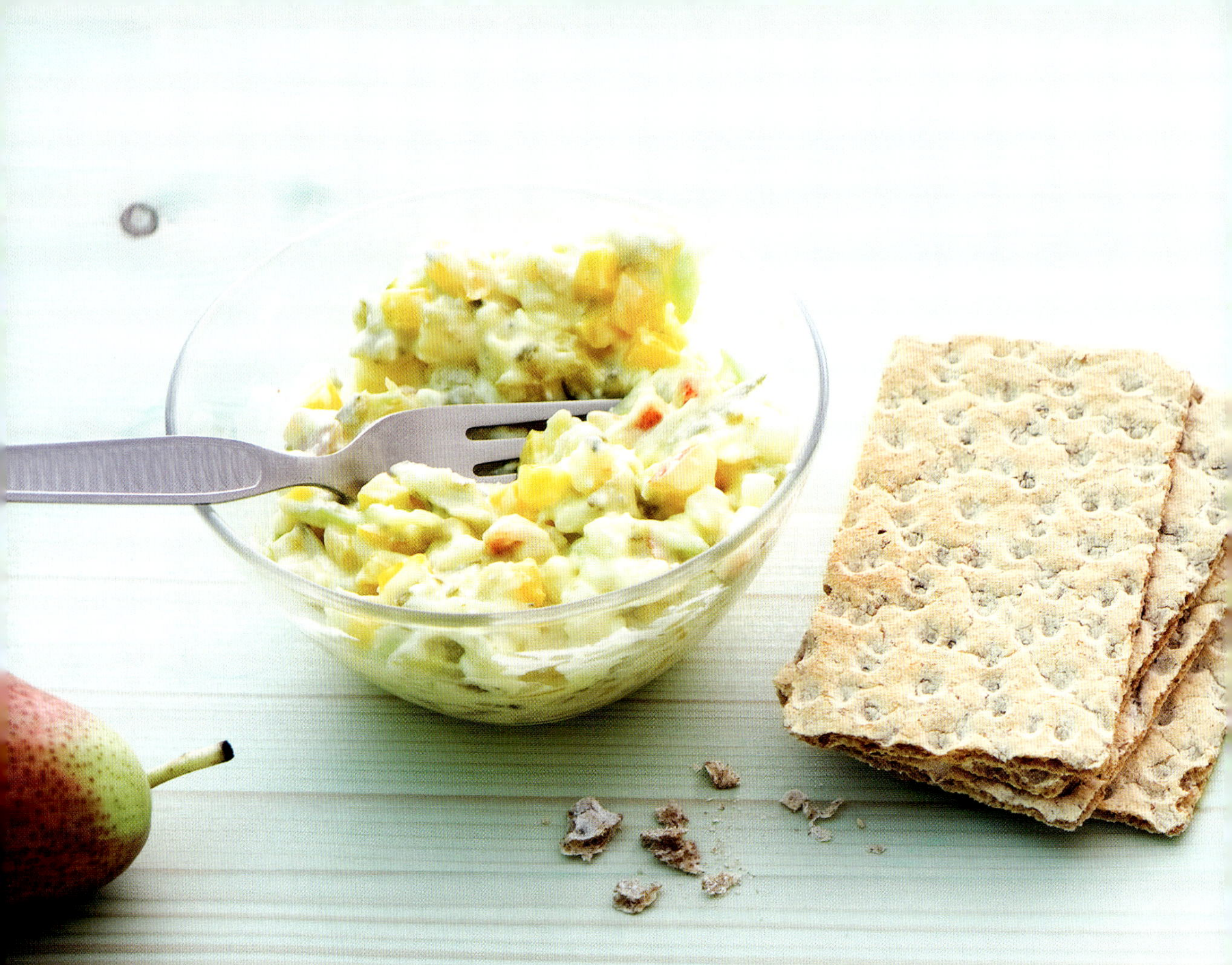

PIKANTE BIRNENROHKOST

Für 2 Personen

2 **gelbe Paprikaschoten** halbieren, von Kerngehäusen und weißen Innenwänden befreien, waschen und in kleine Würfel schneiden. 2 Stangen **Staudensellerie** putzen, waschen, bei Bedarf schälen und mit 100 g **Gewürzgurken** grob raspeln. 2 **Birnen** waschen, halbieren, von den Kerngehäusen befreien und in kleine Würfel schneiden. 50 g **Blauschimmelkäse** mit einer Gabel zerdrücken und mit 50 g **Salatcreme** (leichte Mayonnaise-Alternative) verrühren. Die Creme mit ½ TL **mildem Currypulver, Salz** und **Pfeffer** abschmecken und das vorbereitete Gemüse und Obst unterrühren. 4 Scheiben **Knäckebrot** zum Salat servieren.

ALLE, DIE NICHT ABNEHMEN WOLLEN,

ergänzen den Salat pro Person noch mit 40 g in 100 ml Instant-Gemüsebrühe gekochtem und mit 1 großen Prise mildem Currypulver gewürztem Instant-Couscous.

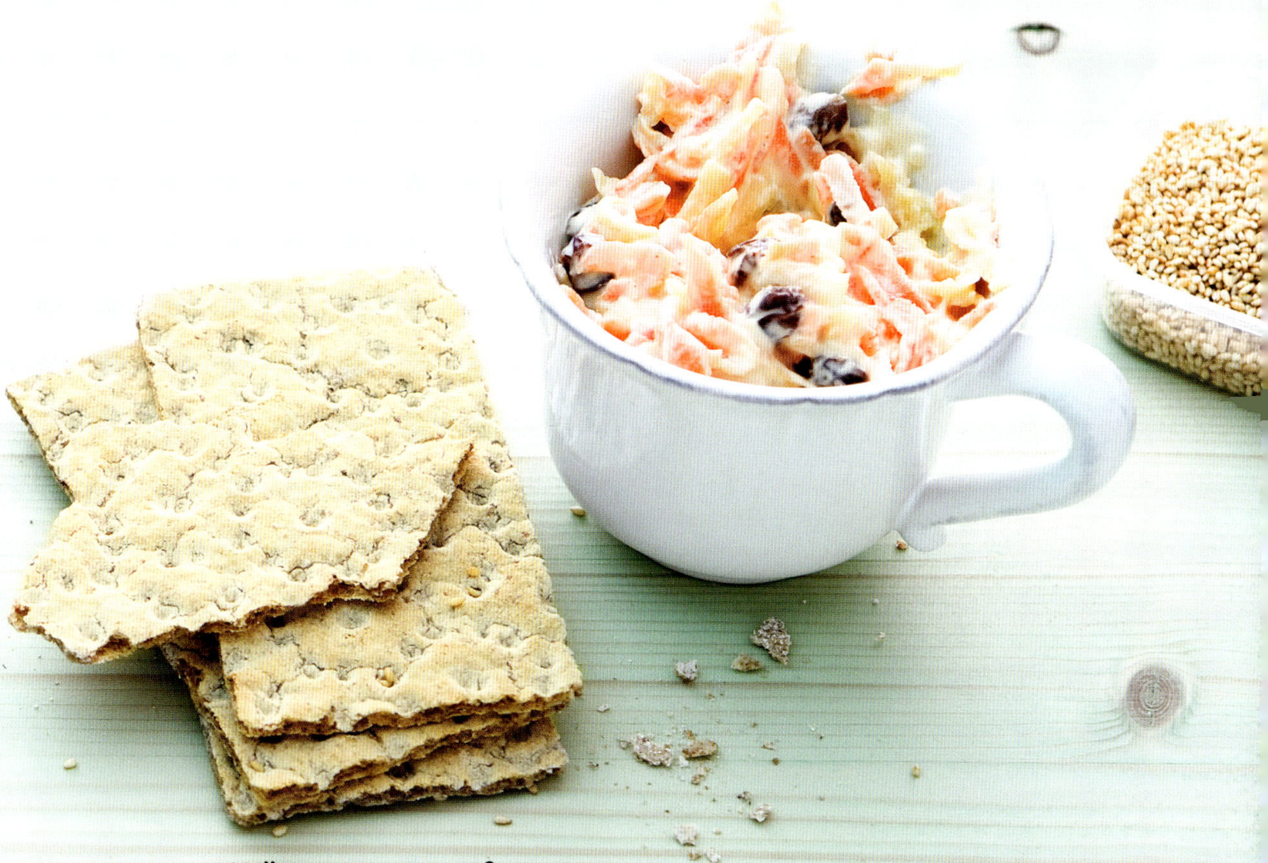

APFEL-MÖHREN-AUFSTRICH

Für 2 Personen

3 EL **Rosinen** in 5 EL **Apfelsaft** 2 Min. einweichen. 20 g **helle Sesamsamen** in einer Pfanne ohne Fett unter Rühren leicht rösten. Je 2 große **Möhren** und **Äpfel** schälen, die Äpfel von den Kerngehäusen befreien und mit den Möhren grob raspeln. Die Mischung unter ständigem Rühren in 1 Min. bei mittlerer Hitze in einer beschichteten Pfanne ohne Fett weich garen. Die Rosinen mit der Flüssigkeit zugeben. 150 g **Magerquark** unterrühren und den Aufstrich je nach Geschmack mit **Zimtpulver, Salz, Pfeffer** oder ½ TL **Zucker** würzen. 4 Scheiben **Knäckebrote** damit dick bestreichen und mit Sesam bestreut servieren.

ALLE, DIE NICHT ABNEHMEN WOLLEN, servieren den Aufstrich statt auf Knäckebrot auf 2 Baguettebrötchenhälften.

COUSCOUS-GEMÜSE-SALAT

Asiatisch trifft mediterran

FÜR 2 PERSONEN

60 g Instant-Couscous
150 ml kochend heiße Instant-Gemüsebrühe
1 Knoblauchzehe
1 TL Zitronensaft
2 EL mildes Ajvar
1 Becher TK-Basilikum (40 g)
250 g Cocktailtomaten
1 kleiner Zucchino
40 g gehackte Walnusskerne
Salz
Pfeffer
2 Gläser Apfelsaft (à 200 ml)

ZUBEREITUNGSZEIT: 15 MIN.

1 Den Couscous mit der kochenden Brühe übergießen und ca. 5 Min. quellen lassen.

2 Den Knoblauch schälen, durch die Presse drücken und mit dem Zitronensaft, dem Ajvar und dem Basilikum verrühren.

3 Die Tomaten waschen und je nach Größe halbieren oder vierteln. Den Zucchino putzen, waschen, in dünne Scheiben schneiden und mit den Tomaten, dem warmen Couscous, den gehackten Walnüssen und der Sauce vermengen. Den Salat mit Salz und Pfeffer würzen. Dazu den Apfelsaft als Getränk servieren.

ALLE, DIE NICHT ABNEHMEN WOLLEN,

streuen pro Person noch 50 g gewürzte Croûtonwürfel über den Salat.

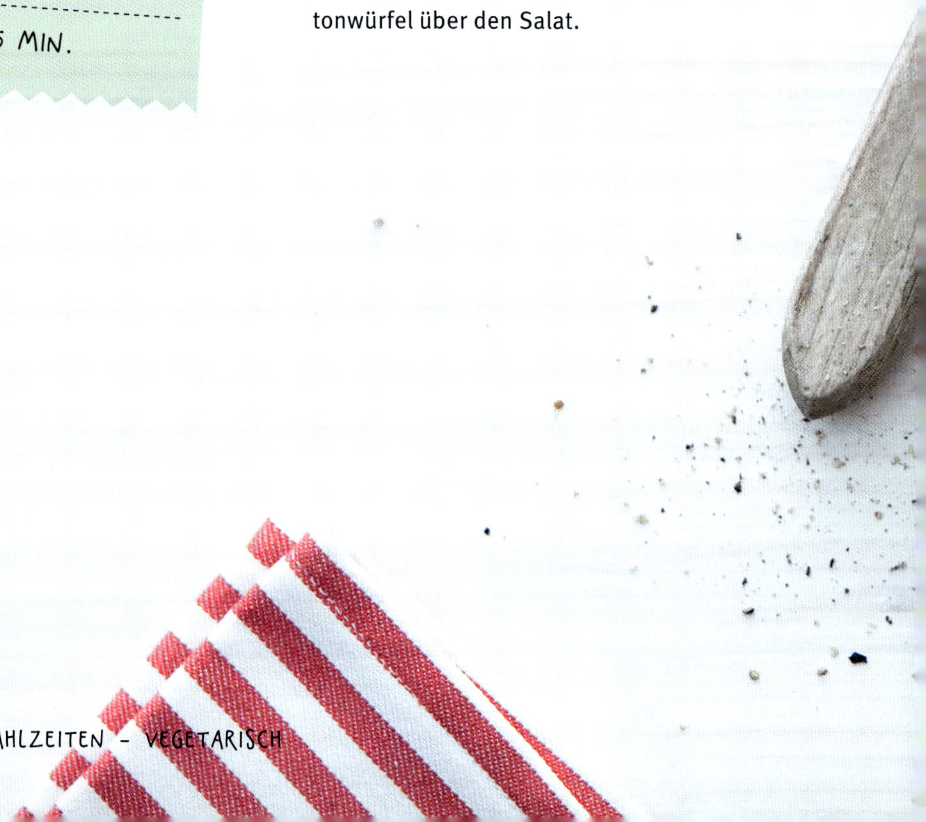

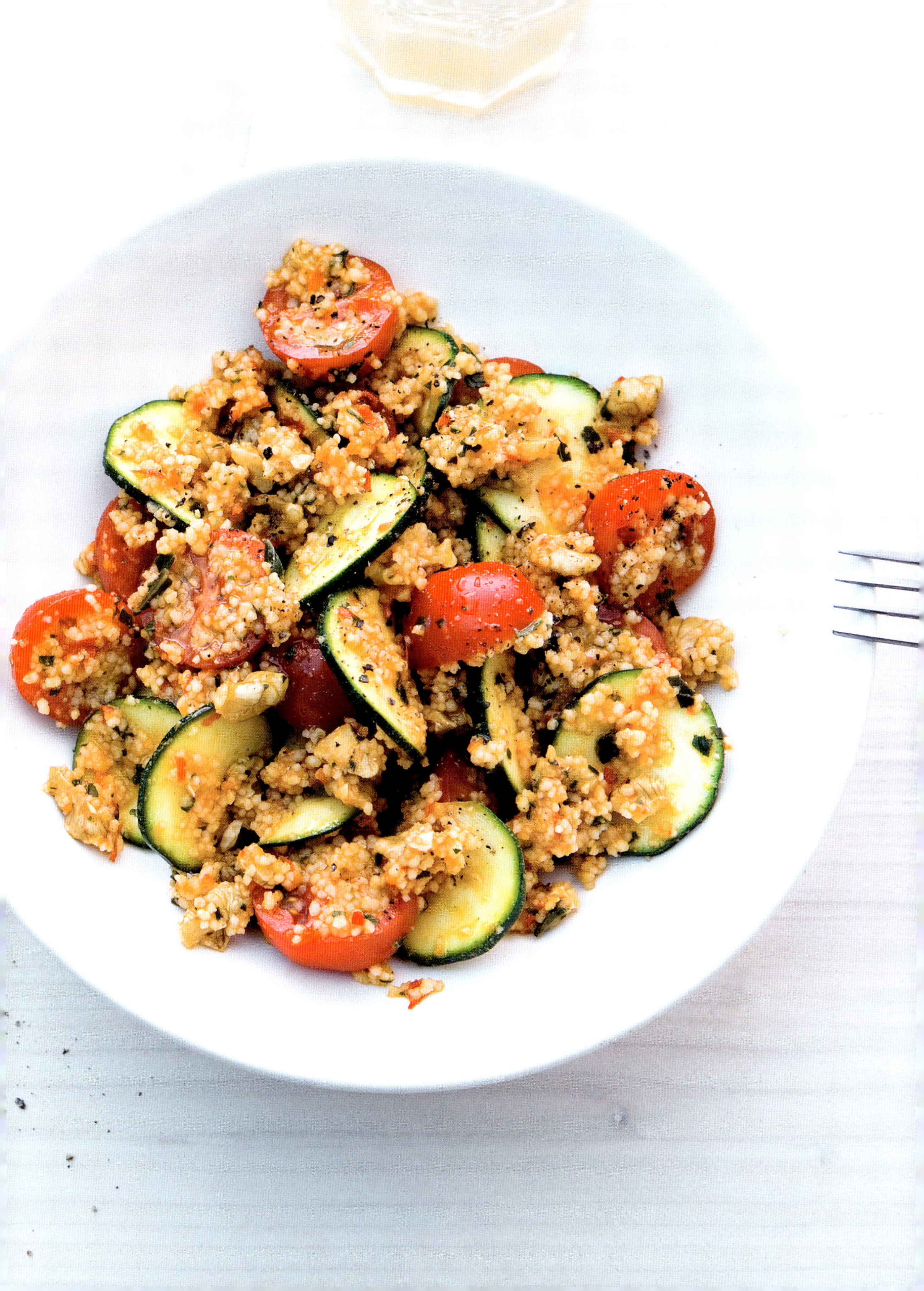

MÖHREN-GURKEN-SALAT MIT WALNUSSCREME

Je feiner geraspelt, desto mehr Geschmack

FÜR 2 PERSONEN

200 g Frischkäse (0,2 % Fett)
1 TL Zitronensaft
5 EL Birnensaft
Salz
Pfeffer
5 EL gehackte Walnusskerne
2 große Möhren (300 g)
1 Bio-Salatgurke (400 g)
½ Becher TK-Basilikum (20 g)
2 Gläser Apfelsaft (à 200 ml)

ZUBEREITUNGSZEIT: 10 MIN.

1 Den Frischkäse mit Zitronen- und Birnensaft verrühren. Creme mit Salz und Pfeffer würzen, dann die gehackten Walnusskerne unterrühren.

2 Die Möhren putzen und schälen. Die Gurke waschen und mit den Möhren fein raspeln. Die Gemüseraspel mit der Creme verrühren.

3 Das Basilikum auf den Salat streuen. Den Apfelsaft als Getränk dazu servieren.

ALLE, DIE NICHT ABNEHMEN WOLLEN, mischen pro Person noch 75 g Mais (aus der Dose) und 50 g in kleine Würfel geschnittenen Käse (z. B. Emmentaler) unter den Salat.

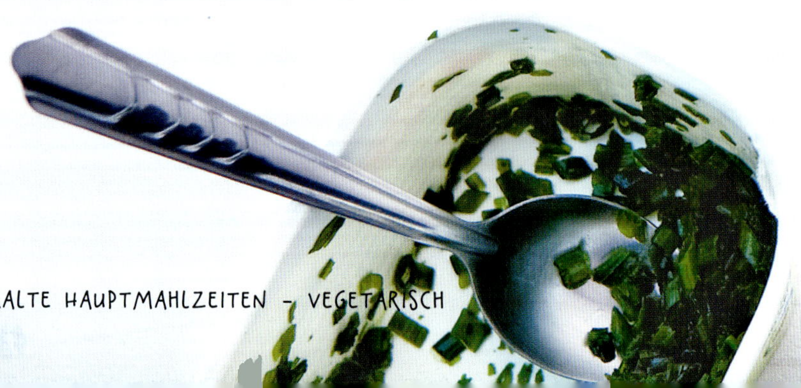

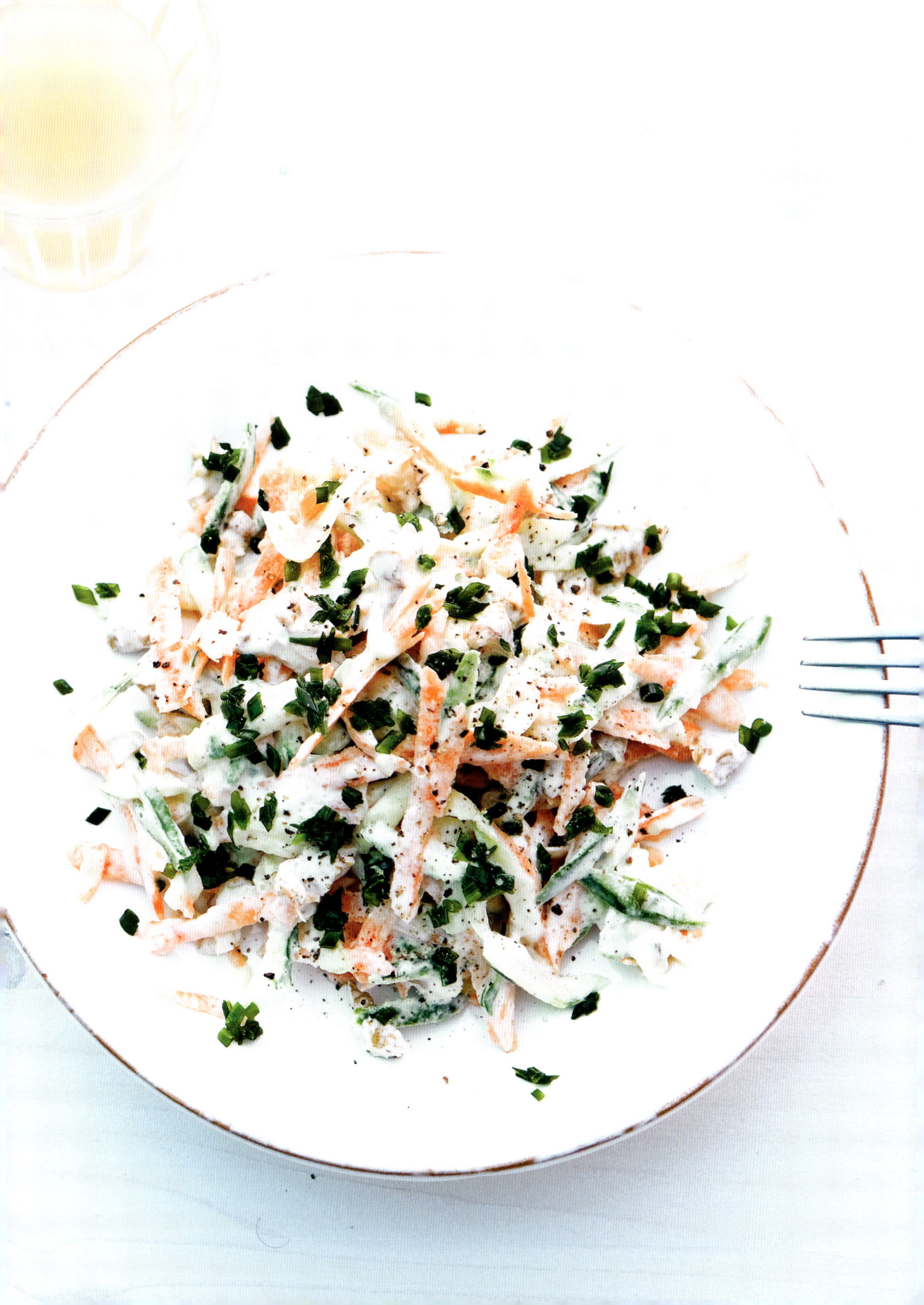

ROTE-BETE-SALAT MIT GRATINIERTEM ZIEGENKÄSE

Macht auch Gäste satt und glücklich

FÜR 2 PERSONEN

2 Ziegenkäsetaler (je 80 g) oder
4 Ziegenkäsetaler (je 40 g)
30 g gehackte Walnusskerne
1 Mini-Romanasalat
2 gegarte Rote Bete (vakuumiert; je 100 g)
1 TL süßer Senf
1 TL Aceto balsamico
1 EL Walnussöl
100 ml Apfelsaft
1 Becher TK-Schnittlauch (40 g)
Salz
Pfeffer

ZUBEREITUNGSZEIT: 15 MIN.

1 Den Backofengrill auf höchster Stufe vorheizen. Ein Backblech mit Backpapier belegen, den Ziegenkäse darauflegen und unter dem heißen Grill in ca. 3 Min. goldgelb gratinieren.

2 Die gehackten Walnüsse ohne Fett in einer beschichteten Pfanne unter Rühren bei starker Hitze 2 Min. rösten. Den Romanasalat waschen, trocken schütteln oder schleudern und in grobe Streifen schneiden. Die Rote Bete in mittelgroße Stifte schneiden und mit dem Romanasalat und den Walnüssen mischen.

3 Senf mit Essig, Öl, Apfelsaft und Schnittlauch verrühren, über den Salat geben und diesen mit Salz und Pfeffer würzen.

4 Den Salat auf zwei Teller verteilen, und darauf die gratinierten Ziegenkäsetaler anrichten.

ALLE, DIE NICHT ABNEHMEN WOLLEN,
wenden die Ziegenkäsetaler in 100 g hellen Sesamsamen, braten sie in heißem Öl bei mittlerer Hitze von beiden Seiten ca. je 1 Min. an und servieren Baguette zum Salat.

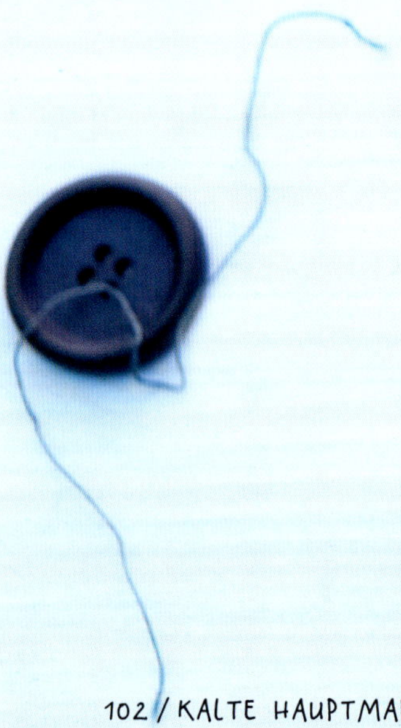

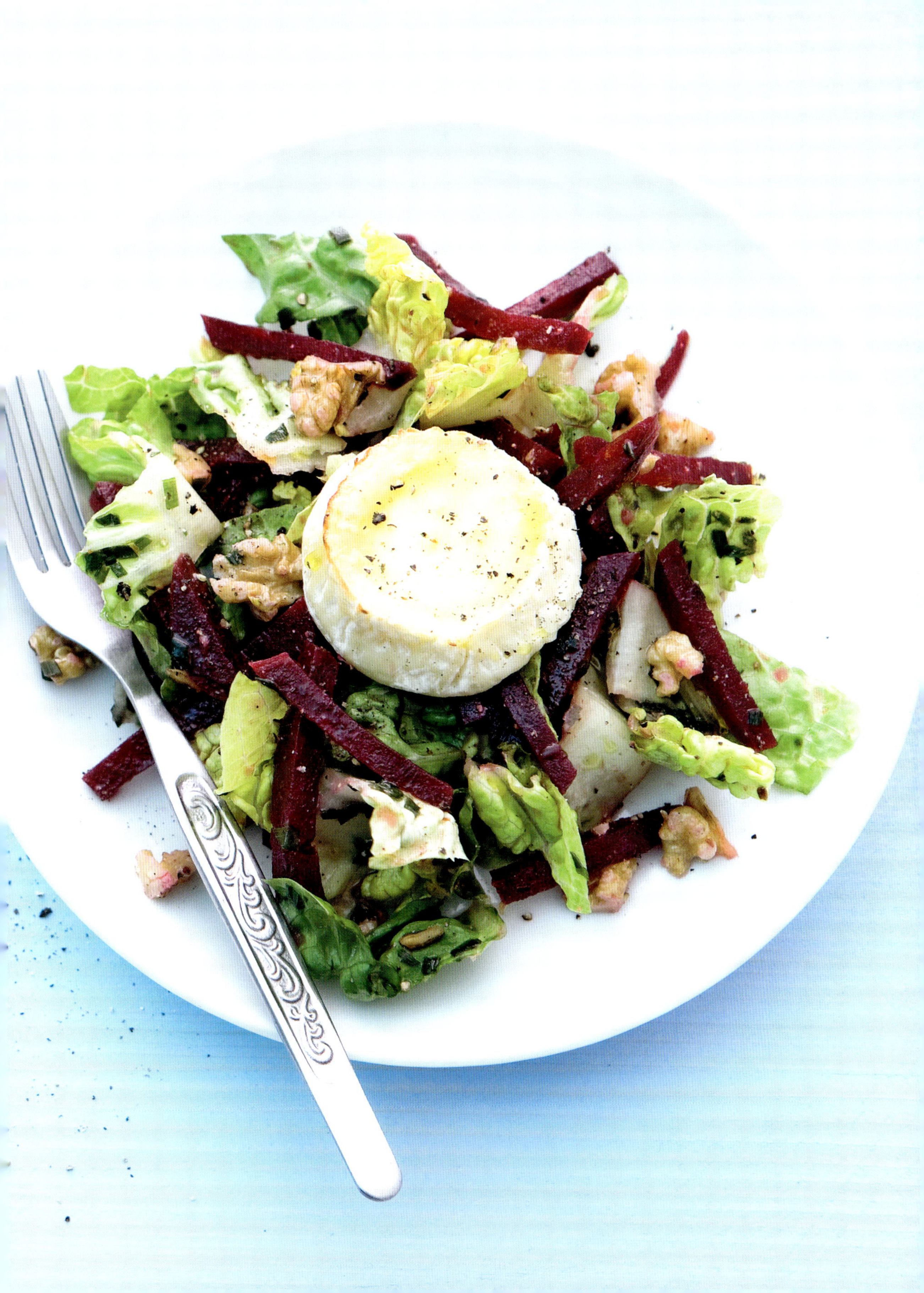

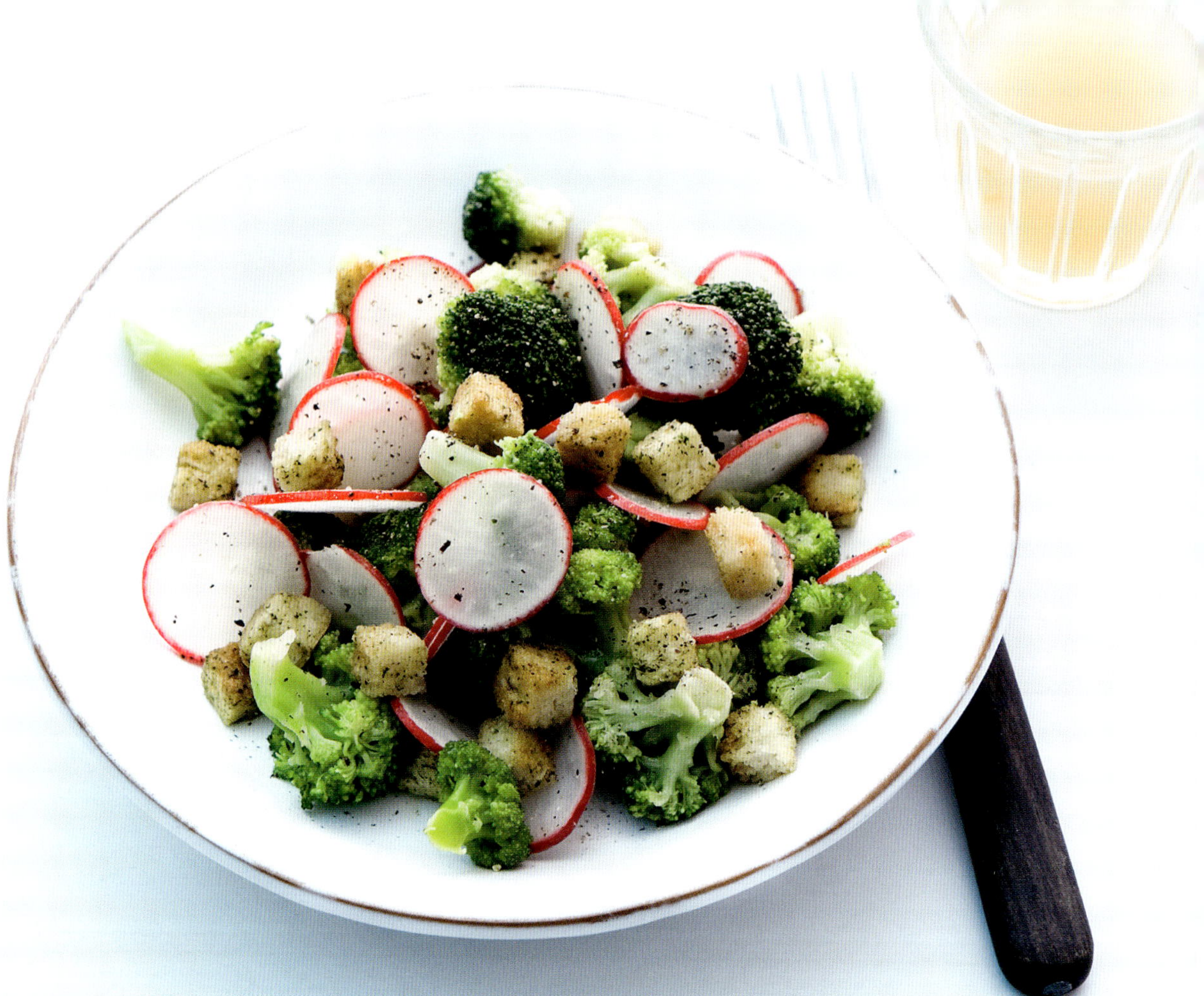

BROKKOLI-RADIESCHEN-SALAT

Für 2 Personen

100 ml **Instant-Gemüsebrühe** zum Kochen bringen und 300 g **TK-Brokkoli** darin in ca. 10 Min. auftauen lassen. ½ Bund **Radieschen** putzen, waschen und in dünne Scheiben schneiden. Den Brokkoli in ein Sieb abgießen, dabei die Brühe in einer Schüssel auffangen. Die Brühe mit 1 TL **Zitronensaft,** 1 EL **Aceto balsamico bianco** und 3 TL **Walnussöl** vermengen. Den Brokkoli in mundgerechte Stücke schneiden, mit Radieschen und 25 g **gewürzten Croûtonwürfeln** unter das Dressing mischen und den Salat mit frisch geriebener **Muskatnuss, Salz** und **Pfeffer** würzen. Zum Salat pro Portion 1 Glas **Apfelsaft** (à 200 ml) trinken.

ALLE, DIE NICHT ABNEHMEN WOLLEN,

mischen noch pro Person je 40 g kleine in reichlich kochendem Salzwasser nach Packungsangabe bissfest gegarte Spiralnudeln unter den Salat.

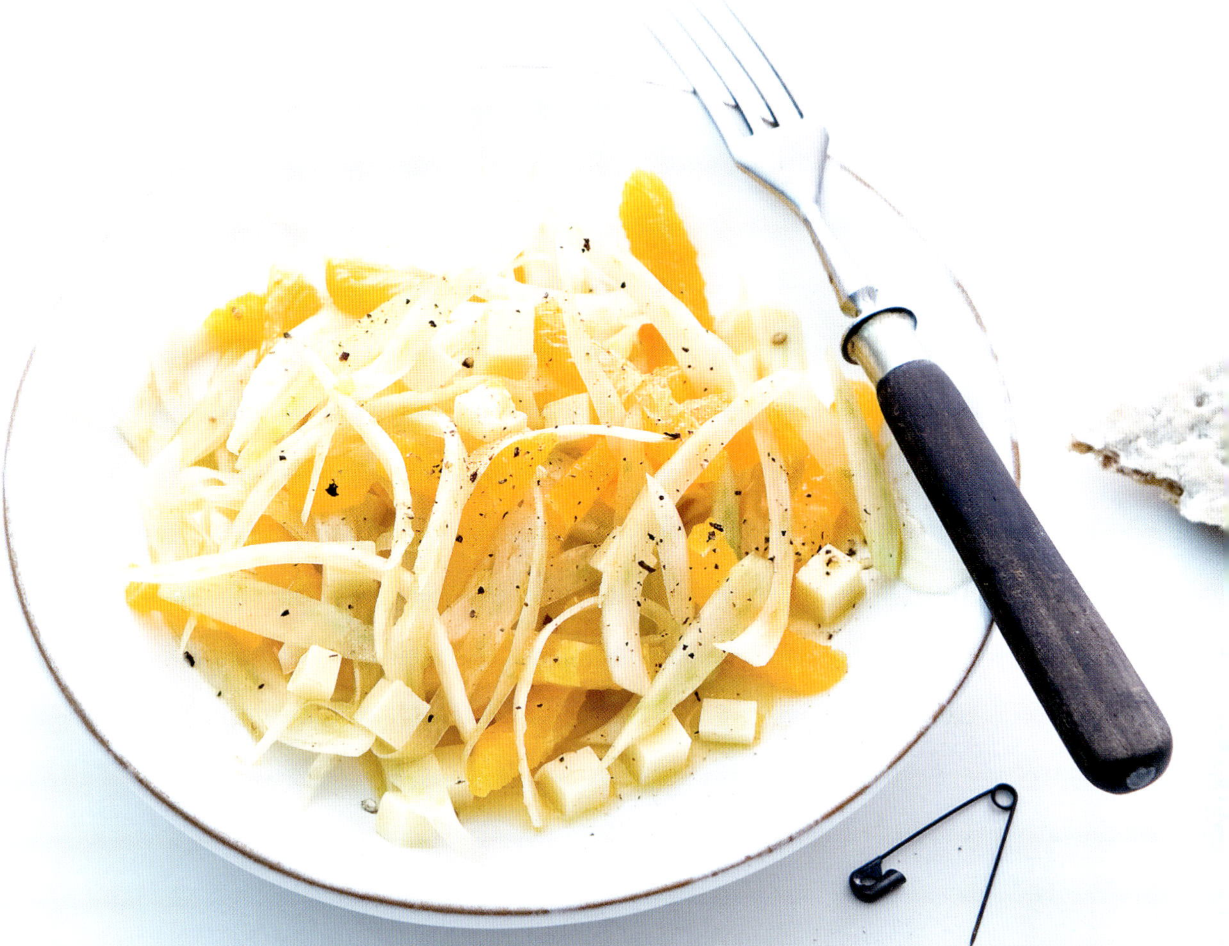

FENCHELSALAT MIT ORANGEN

Für 2 Personen

1 große Knolle **Fenchel** putzen, waschen und in feine Streifen schneiden. 2 **Orangen** schälen, erst quer in Scheiben, dann in Streifen schneiden. 75 g **Schnittkäse** (z. B. Emmentaler) würfeln und mit den Orangen unter die Fenchelstreifen mischen. 1 EL **Walnussöl** mit 1 EL **Aceto balsamico bianco,** 100 ml **Orangensaft** und 1 TL **Zucker** verrühren, das Dressing mit den Salatzutaten vermengen. Fenchel-Orangen-Salat mit **Salz, Pfeffer** und ¼ TL **rosenscharfem Paprikapulver** würzen. Pro Person je 2 Scheiben **Knäckebrot** zum Salat essen.

ALLE, DIE NICHT ABNEHMEN WOLLEN,

essen zum Salat einige Scheiben Baguette, die kurz in einer Pfanne in Olivenöl leicht goldgelb geröstet wurden.

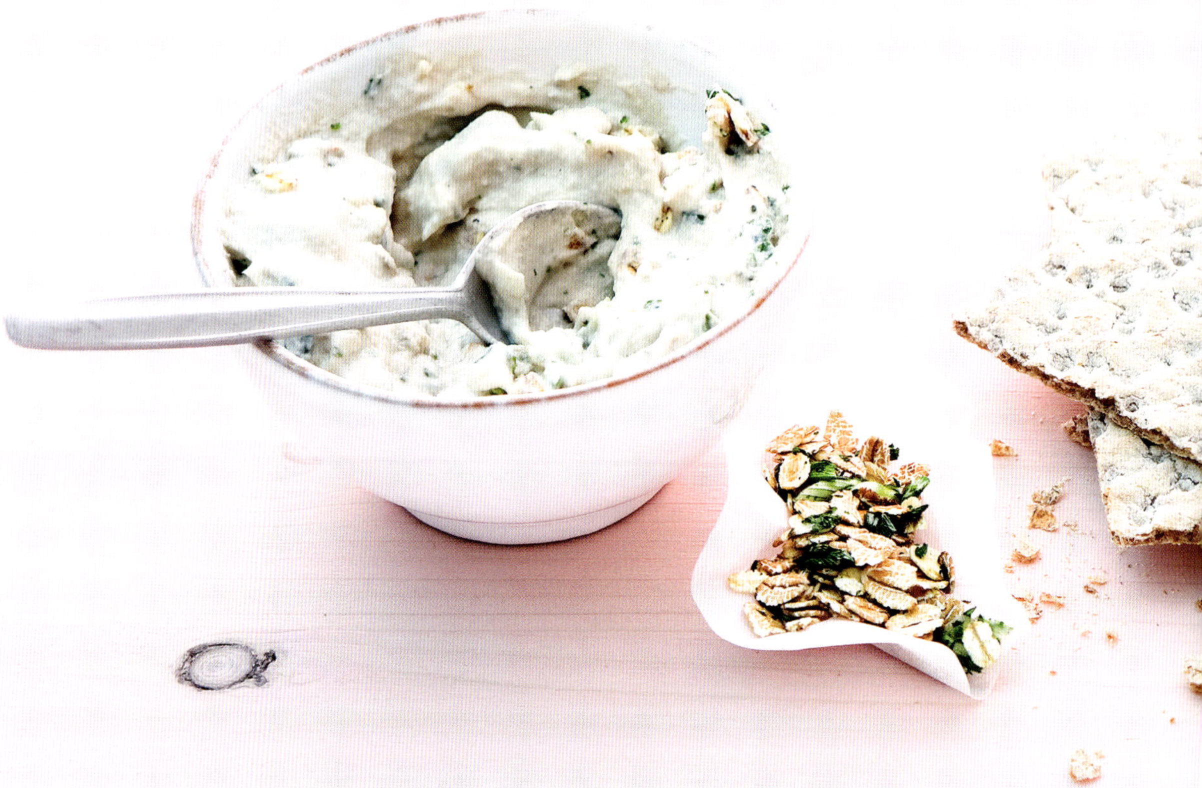

MAKRELENCREME MIT FRÜHLINGZWIEBELN

Für 2 Personen

1 **geräuchertes Makrelenfilet** (ca. 200 g) häuten, in Stücke zupfen, mit 100 g **Frischkäse** (0,2 % Fett), 3 EL **Apfelsaft** sowie 1 EL **Sahnemeerrettich** in einem Mixbecher geben und mit dem Pürierstab pürieren. Die Creme mit ½ TL **Zucker, Salz** und **Pfeffer** würzen. 2 dünne **Frühlingszwiebeln** putzen, waschen und in feine Ringe schneiden. 3 EL **kernige Haferflocken** (30 g) in einer Pfanne ohne Fett bei starker Hitze ca. 3 Min. unter Rühren rösten, die Frühlingszwiebeln und ½ Becher **TK-Petersilie** (20 g) 1 Min. mitdünsten, dann die Hälfte der Haferflockenmischung unter die Creme rühren. Makrelencreme auf 4 Scheiben **Knäckebrot** streichen und mit der restlichen Haferflocken-Zwiebel-Mischung bestreuen.

ALLE, DIE NICHT ABNEHMEN WOLLEN, streichen die Makrelencreme als Sandwichbelag zwischen je 2 dicke, getoastete Weißbrotscheiben.

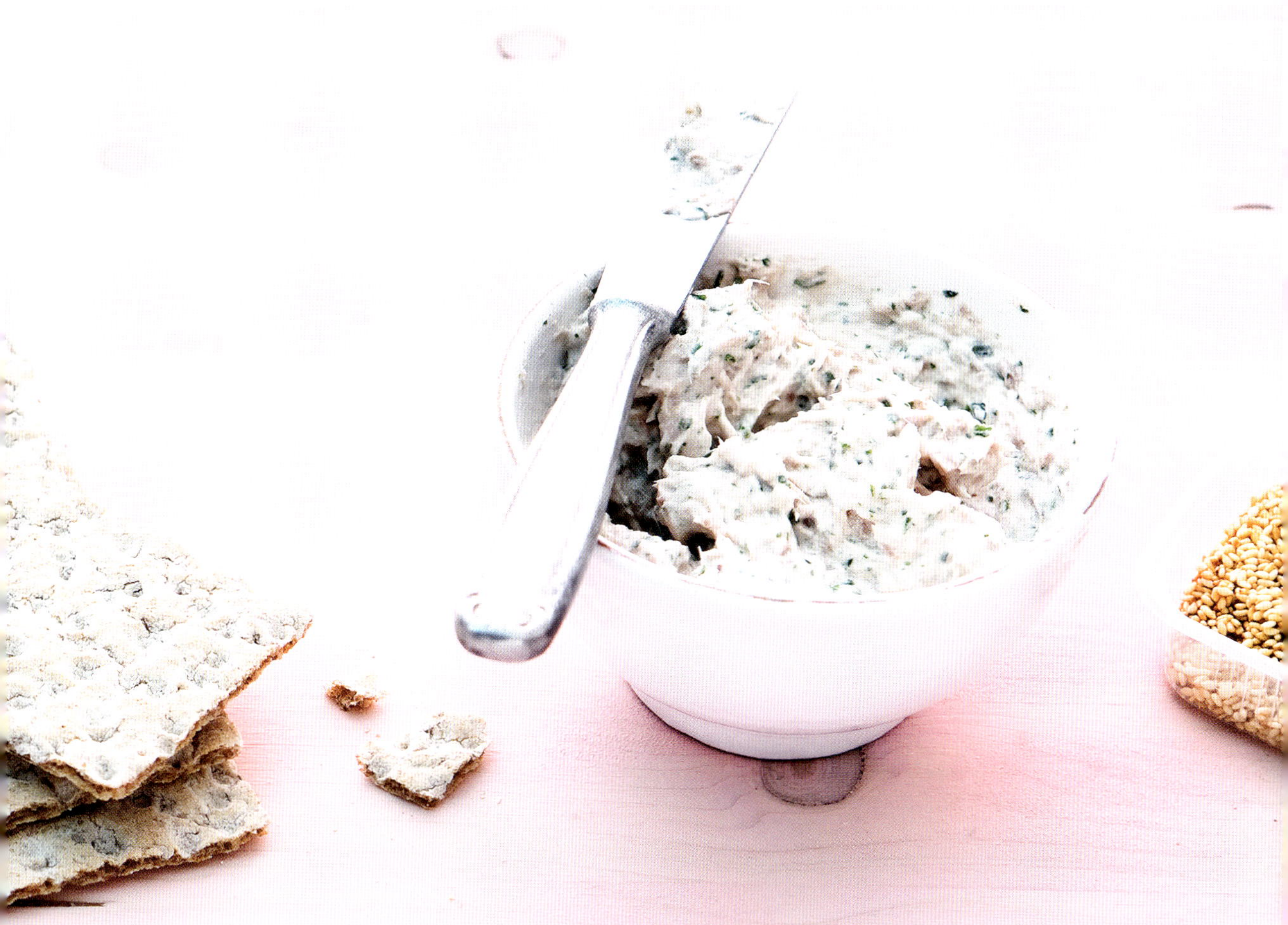

SESAM-THUNFISCH-CREME AUF KNÄCKEBROT

Für 2 Personen

1 EL **helle Sesamsamen** ohne Fett in einer Pfanne unter Rühren bei starker Hitze 2 Min. rösten. 2 Dosen **Thunfisch in Wasser** (300 g Abtropfgewicht) abtropfen lassen, mit einer Gabel zerpflücken, mit ½ Becher **TK-Petersilie** (20 g), 1 EL **Walnussöl** und 250 g **Magerquark** vermengen. Den Thunfischquark mit 1 EL **Zitronensaft, Salz** und **Pfeffer** würzen. Die Creme mit dem Sesam bestreuen und 4 Scheiben **Knäckebrot** dazu essen.

ALLE, DIE NICHT ABNEHMEN WOLLEN, **streichen sich die Creme auf 1 knuspriges Sandwichbrötchen.**

FISCHSALAT MIT TOMATEN

Seefisch hat viel Fitmacher-Jod, doch wenig Kalorien

FÜR 2 PERSONEN

200 ml Instant-Gemüsebrühe
300 g TK-Seelachsfilets
6 Tomaten
1 EL Zitronensaft
5 EL Tomatensaft
100 g Frischkäse (0,2 % Fett)
1 TL süßer Senf
½ Becher TK-Basilikum (20 g)
1 große Prise rosenscharfes Paprikapulver
1 EL Walnussöl
Salz
Pfeffer
30 g gehackte Walnusskerne

ZUBEREITUNGSZEIT: 20 MIN.

1 Die Brühe in einem Topf erhitzen, den gefrorenen Seelachs hineinlegen und ca. 15 Min. bei schwacher Hitze zugedeckt garen.

2 Die Tomaten waschen, von den Stielansätzen befreien und in große Würfel schneiden.

3 Zitronen- und Tomatensaft mit Frischkäse, Senf, Basilikum und Paprikapulver verrühren.

4 Den Seelachs aus der Brühe heben, in kleine Stücke schneiden, mit Walnussöl, Tomatenwürfeln und Frischkäsecreme vorsichtig vermengen und den Salat mit Salz, Pfeffer und Paprikapulver würzen. Gehackte Walnüsse über den Fischsalat streuen und diesen servieren.

ALLE, DIE NICHT ABNEHMEN WOLLEN, braten pro Person noch 100 g Gnocchi (Kühlregal) in je 1 EL Rapsöl 5 Min. bei mittlerer Hitze unter Wenden knusprig an und reichen diese als Beilage zum Fischsalat.

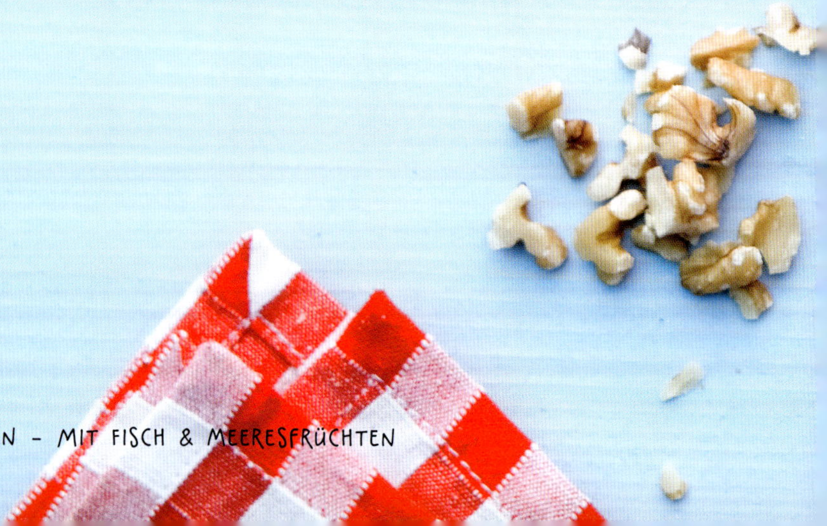

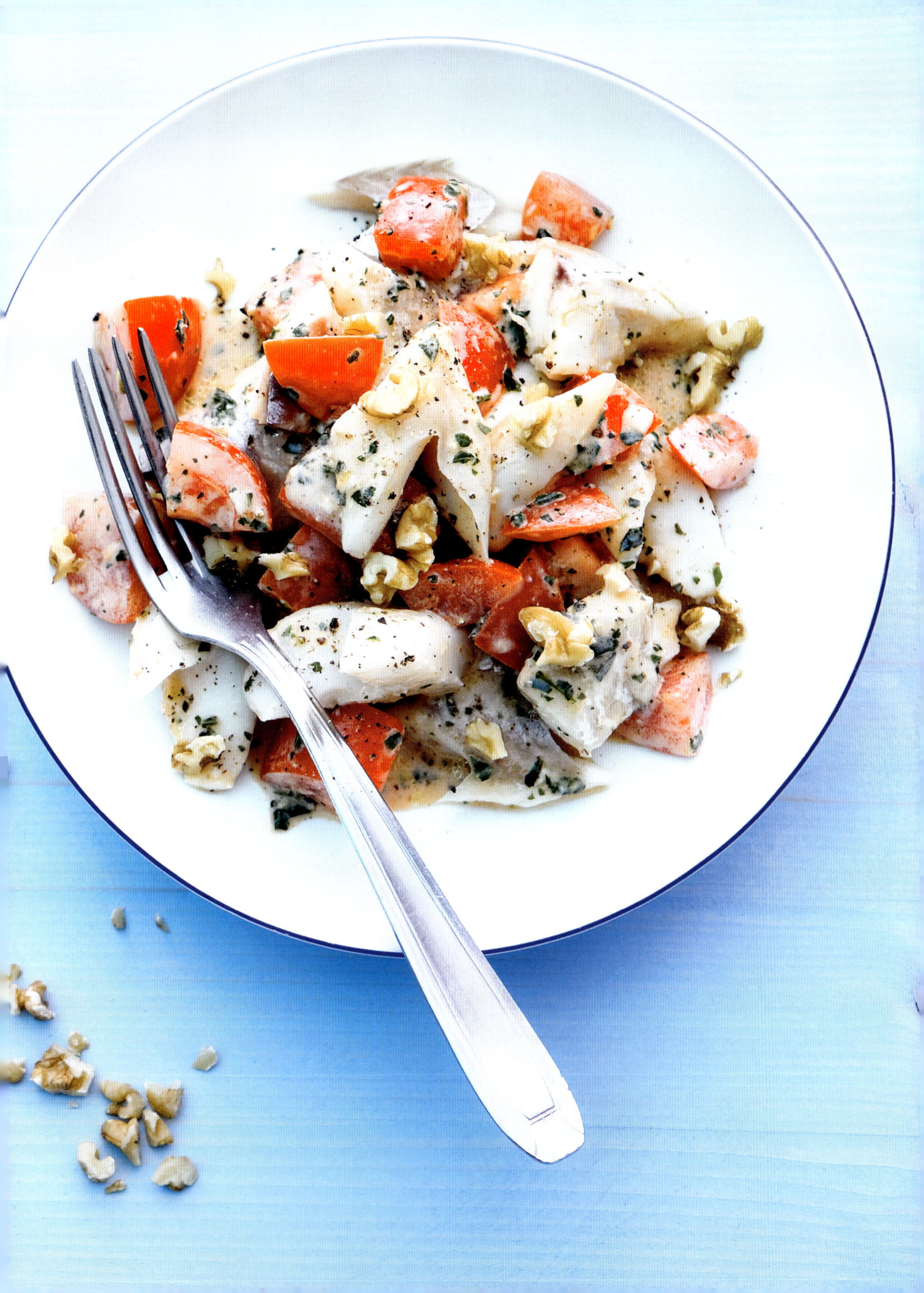

TOMATENSALAT MIT ERBSEN UND GARNELEN

Frischer Blitz-Salat dank Tiefkühltruhe

FÜR 2 PERSONEN

300 g TK-Erbsen
200 g vorgegarte TK-Garnelen
4 Tomaten
1 Becher TK-Basilikum (40 g)
1 TL Olivenöl
2 EL Instant-Gemüsebrühe
2 EL Salatcreme (leichte Mayonnaise-Alternative)
1 TL Aceto balsamico bianco
1 große Prise rosenscharfes Paprikapulver
Pfeffer
Salz
25 g gewürzte Croûtonwürfel

ZUBEREITUNGSZEIT: 15 MIN.

1 Erbsen und Garnelen mit ca. 200 ml heißem Wasser übergießen und in ca. 5 Min. bei schwacher Hitze zugedeckt darin auftauen lassen.

2 Die Tomaten waschen, von den Stielansätzen befreien, in kleine Stücke schneiden und diese mit den Erbsen und Garnelen vermengen.

3 Basilikum mit Olivenöl, Gemüsebrühe, Salatcreme und Essig verrühren. Das Dressing zum Salat geben und untermischen.

4 Den Salat mit Paprikapulver, Pfeffer und Salz pikant würzen. Kurz vor dem Servieren die Croûtonwürfel auf den Salat streuen.

ALLE, DIE NICHT ABNEHMEN WOLLEN,
mischen noch zusätzlich pro Portion 25 g nach Packungsangabe gegarten parboiled Langkornreis unter den Salat.

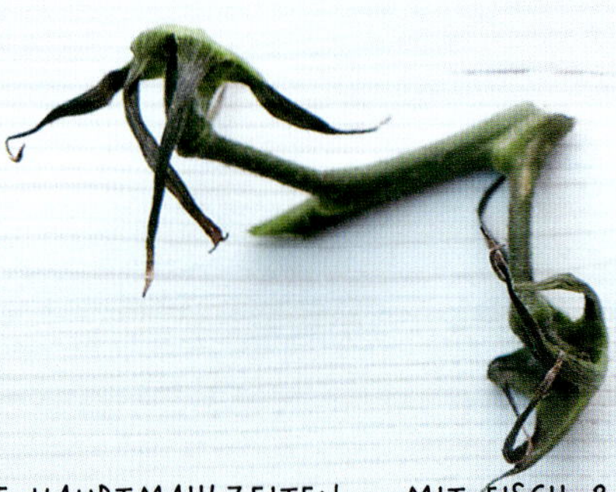

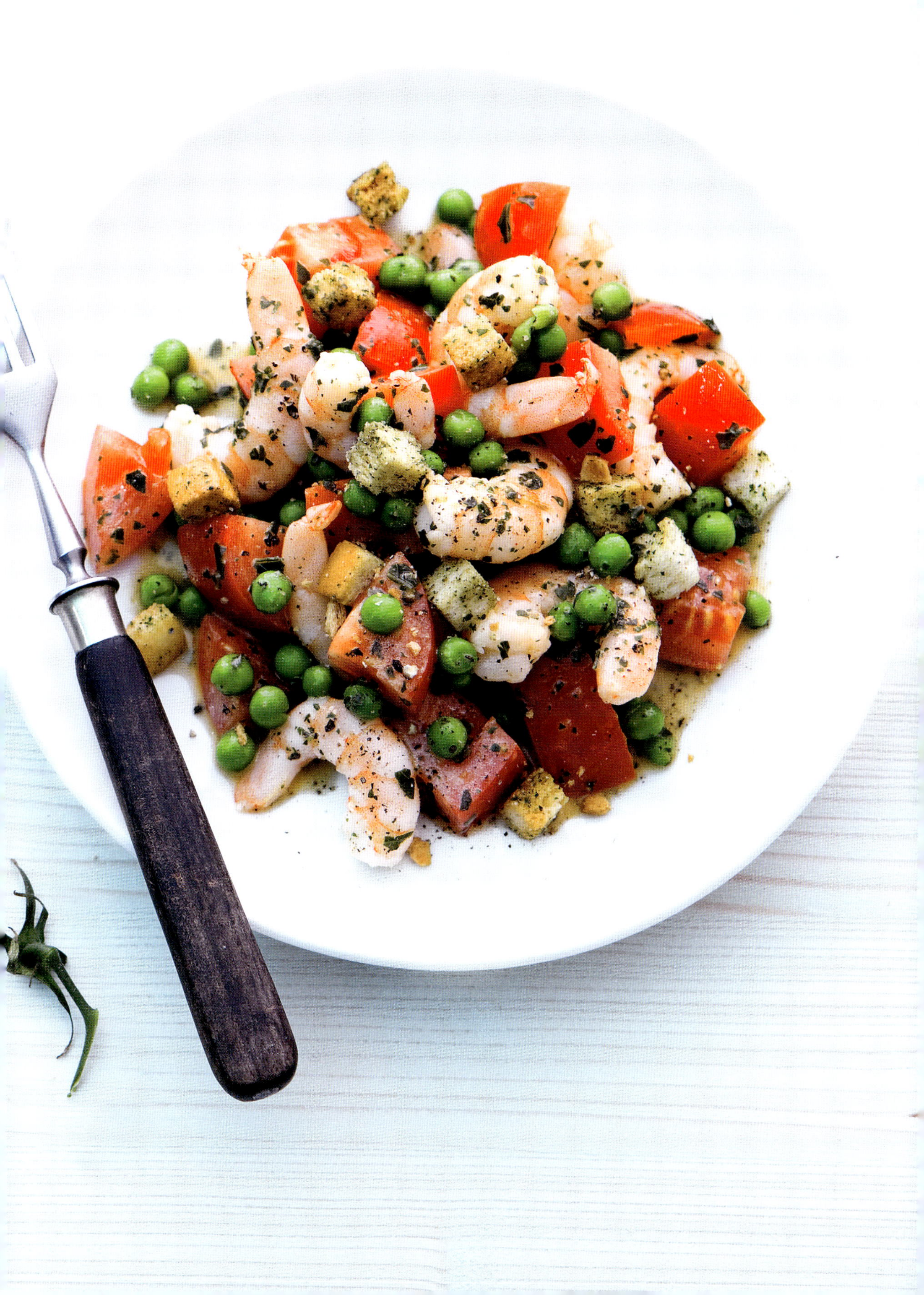

GURKEN-LACHS-SALAT

Mit gesunden Fitmacher-Fetten aus dem Meer

FÜR 2 PERSONEN

- 200 g **Cornichons**
- 200 g **Räucherlachs**
- 1 **Apfel**
- 200 g **Frischkäse** (0,2 % Fett)
- ½ **Becher TK-Dill** (20 g)
- **Salz**
- **Pfeffer**
- 2 **Scheiben Knäckebrot**

ZUBEREITUNGSZEIT: 10 MIN.

1 Die Cornichons abtropfen lassen, dabei den Sud auffangen, dann die Gurken in dünne Scheiben schneiden. Den Räucherlachs in schmale, kurze Streifen schneiden.

2 Den Apfel schälen, vom Kerngehäuse befreien und fein raspeln, mit der Hälfte des Frischkäses und dem Dill verrühren.

3 Die Apfelmischung mit den Cornichonscheiben und den Lachsstreifen vermengen, bei Bedarf etwas Gurkensud zugeben. Den Salat mit Salz und Pfeffer würzen.

4 Restlichen Frischkäse mit etwas Gurkensud cremig rühren und mit Salz und Pfeffer würzen. Den Aufstrich auf die Knäckebrote streichen und diese zum Salat servieren.

ALLE, DIE NICHT ABNEHMEN WOLLEN,

verwandeln den Salat in einen Brotbelag. Dafür 1 EL Salatcreme (leichte Mayonnaise-Alternative) unter den Salat rühren und diesen auf 6 Scheiben Pumpernickelbrot servieren.

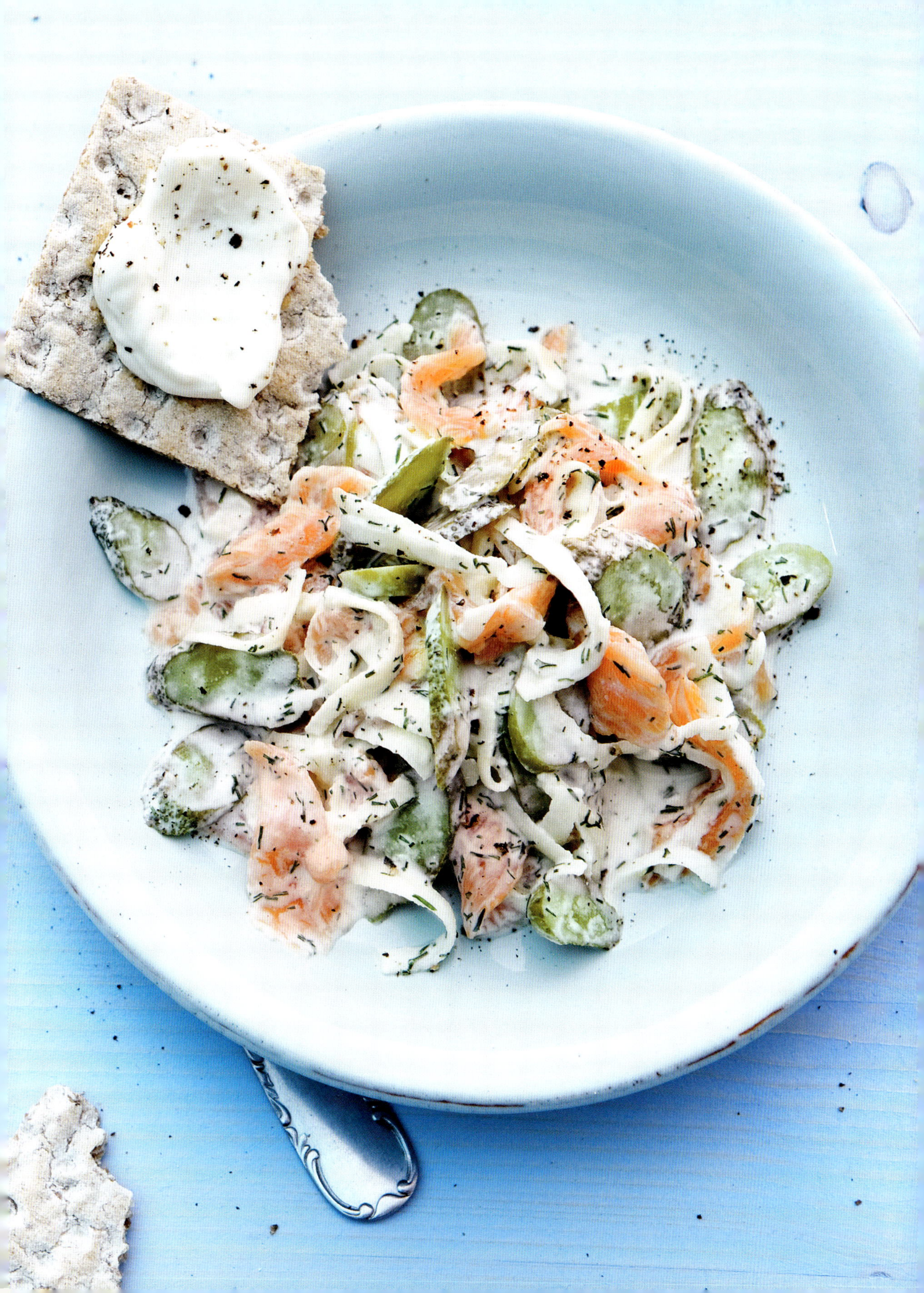

ROMANA-ANANAS-SALAT

Fruchtig-gelbes Aromawunder

FÜR 2 PERSONEN

200 g Mais (aus der Dose)
1 Mini-Romanasalat
300 g Ananaswürfel (Frischetheke)
100 g Schinkenwürfel (2 % Fett)
40 g gehackte Walnusskerne
100 ml Ananassaft
½ Becher TK-Schnittlauch (20 g)
2 EL Aceto balsamico bianco
Salz
Pfeffer

ZUBEREITUNGSZEIT: 15 MIN.

1 Den Mais abtropfen lassen. Den Romanasalat putzen, waschen, trocken schütteln oder schleudern und klein schneiden.

2 Ananas- und Schinkenwürfel sowie den Mais mit dem Romanasalat mischen.

3 Die Walnüsse mit Ananassaft, Schnittlauch und Aceto balsamico bianco verrühren. Das Dressing zum Salat geben und untermischen. Den Salat mit Salz und Pfeffer würzen.

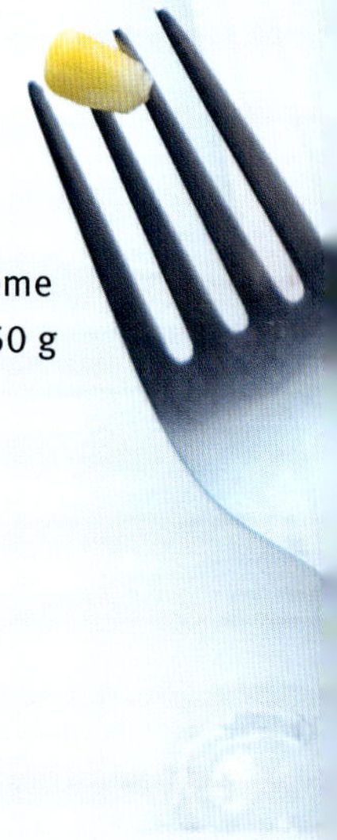

ALLE, DIE NICHT ABNEHMEN WOLLEN,

geben pro Person noch je 1 EL Salatcreme (leichte Mayonnaise-Alternative) und 50 g Mais (aus der Dose) hinzu.

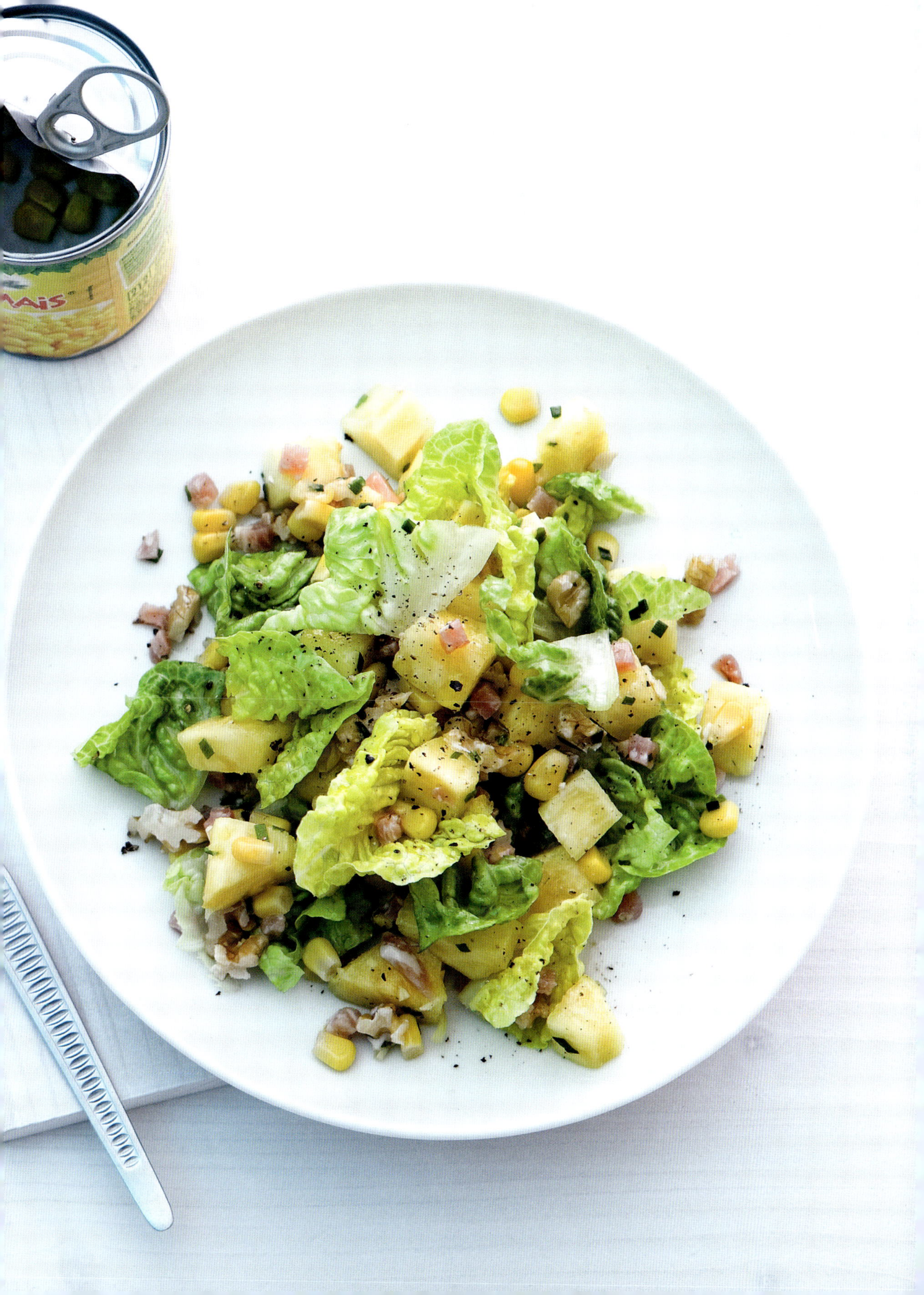

SPITZKOHLSALAT MIT BIRNEN

Kressewürzig, birnensüß und walnussknackig

FÜR 2 PERSONEN

---

30 g gehackte Walnusskerne
300 g Spitzkohl
2 große, nicht zu weiche Birnen
1 EL süßer Senf
1 EL Aceto balsamico bianco
100 ml Apfelsaft
100 g Schinkenwürfel (2 % Fett)
Salz
Pfeffer
½ Kästchen Kresse
100 g Frischkäse (0,2 % Fett)
2 Scheiben Knäckebrot

ZUBEREITUNGSZEIT: 20 MIN.

1 Die Walnüsse in einer Pfanne ohne Fett unter Rühren bei starker Hitze ca. 3 Min. rösten. Den Spitzkohl in seine einzelnen Blätter teilen, diese waschen, trocken schütteln und in feine Streifen schneiden. Die Birnen waschen, halbieren, die Kerngehäuse entfernen und die Birnenhälften grob raspeln. Die Birnenraspel mit Spitzkohl und gerösteten Walnüssen vermengen.

2 Den Salat mit süßem Senf, Aceto balsamico bianco, Apfelsaft und 50 g Schinkenwürfeln vermengen und mit Salz und Pfeffer würzen.

3 Die Kresse mit einer Schere vom Beet schneiden und über den Salat streuen. Restliche Schinkenwürfel mit dem Frischkäse vermengen und die Creme dünn auf die Knäckebrote streichen. Die Brote zum Salat essen.

ALLE, DIE NICHT ABNEHMEN WOLLEN,

mischen zusätzlich pro Person 50 g abgetropften Mais (aus der Dose) unter den Salat und ersetzen das Knäckebrot durch Vollkornbrot.

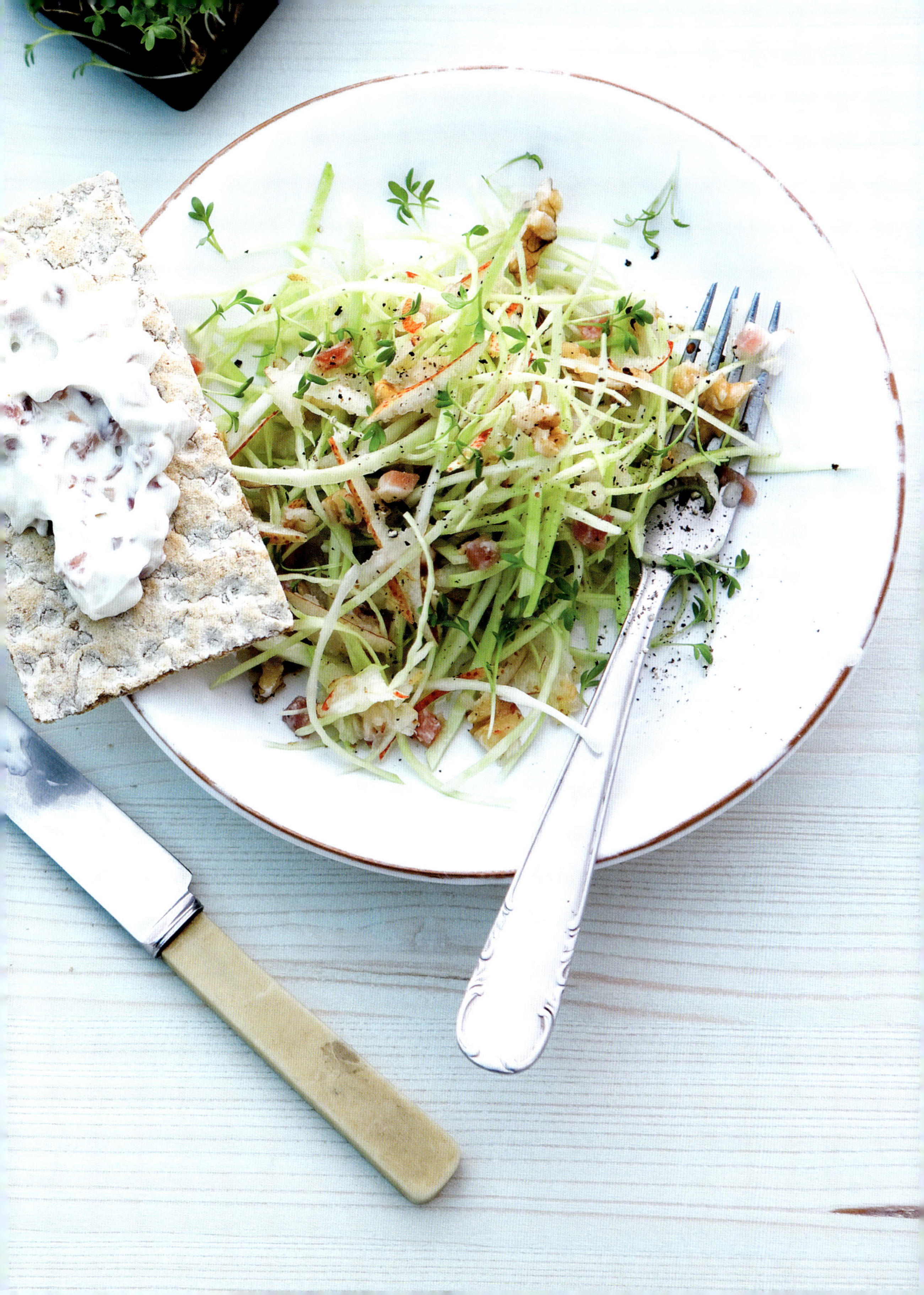

SCHINKEN-GURKEN-SALAT

Frischekick für die Mittagspause oder den Abend-Imbiss

FÜR 2 PERSONEN

300 g Cornichons
200 g kernlose Weintrauben
200 g Schinkenwürfel (2 % Fett)
200 g Frischkäse (0,2 % Fett)
200 ml Birnensaft
1 Becher TK-Dill (40 g)
4 EL Instant-Gemüsebrühe (40 ml)
2 EL Walnussöl
1 TL süßer Senf
Salz
Pfeffer

ZUBEREITUNGSZEIT: 20 MIN.

1 Die Cornichons abtropfen lassen und in schmale Scheiben schneiden. Die Weintrauben waschen und halbieren.

2 Die Schinkenwürfel mit Frischkäse, Birnensaft, Dill, Brühe, Öl und Senf verrühren und mit den Weintraubenhälften und den Gurkenscheiben vermengen. Salat mit Salz und Pfeffer würzen.

ALLE, DIE NICHT ABNEHMEN WOLLEN,
essen noch 1–2 Scheiben deftiges Vollkornbrot zum Schinken-Gurken-Salat.

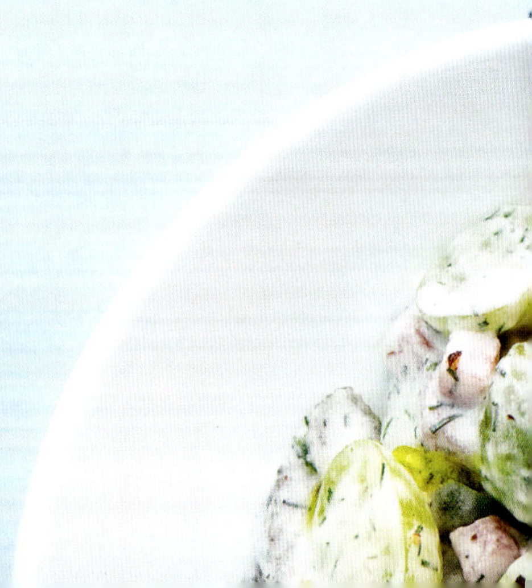

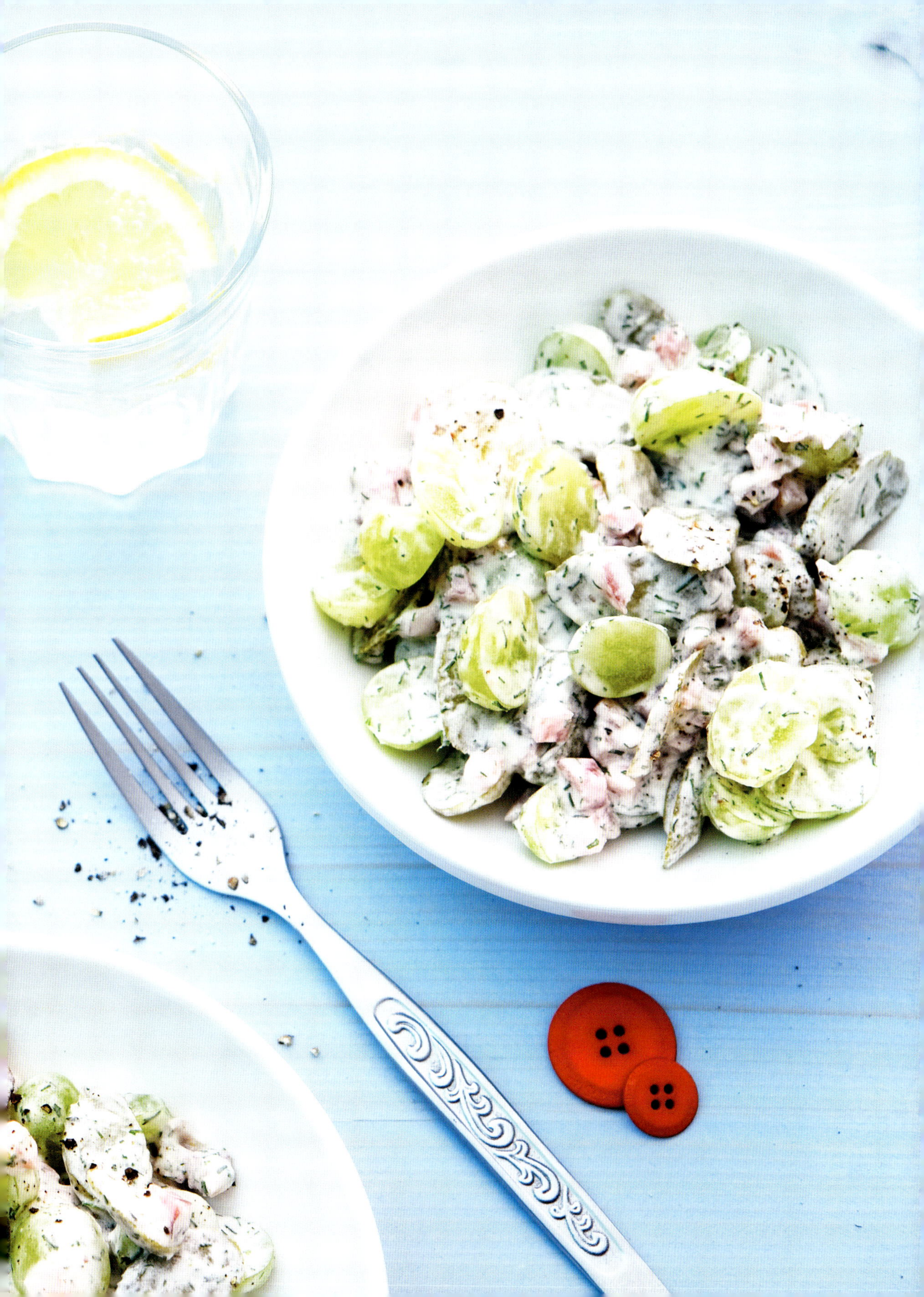

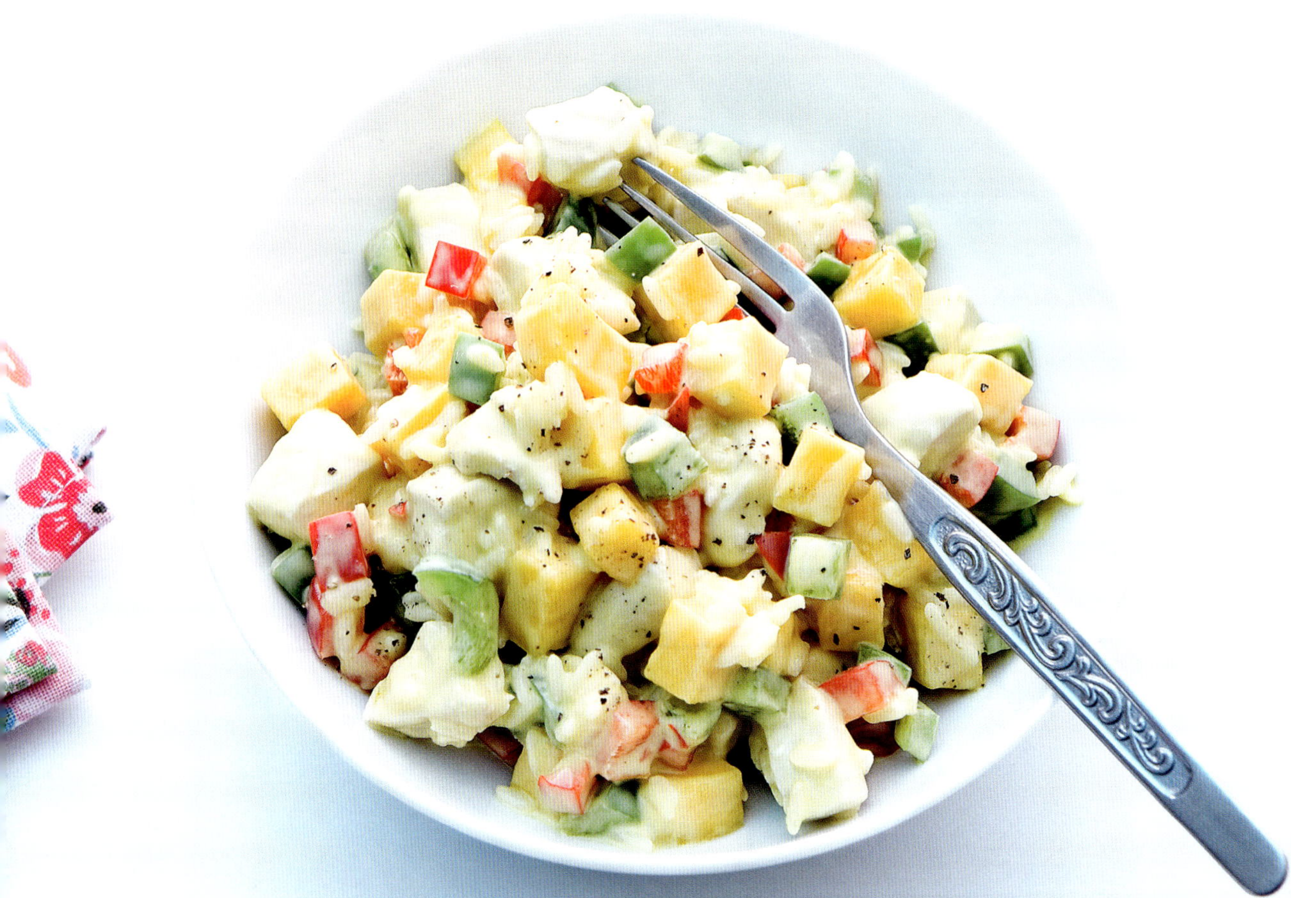

EXOTISCHER PUTENBRUSTSALAT

Für 2 Personen

200 ml **Orangensaft** in einem Topf zum Kochen bringen. 150 g **Putenbrustfilet** kalt abspülen, trocken tupfen und klein würfeln. Putenwürfel mit 50 g **parboiled Langkornreis** in den kochenden Orangensaft geben, die Herdplatte ausschalten und den Reis darauf zugedeckt ca. 20 Min. quellen lassen. 1 große **Mango** schälen, das Fruchtfleisch vom Stein schneiden und klein würfeln. Je 1 **grüne und rote Paprikaschote** halbieren, von Kerngehäusen und weißen Innenhäuten befreien, waschen und klein würfeln. Dann 100 g **Frischkäse** (0,2 % Fett) mit ½ EL **Salatcreme** (leichte Mayonnaise-Alternative) und 2 EL **Aceto balsamico bianco** verrühren, mit der gekochten Putenbrust, dem Reis und den Mango- sowie Paprikawürfeln vermengen. Den Salat mit **Salz, Pfeffer** und gemahlener **Kurkuma** kräftig abschmecken.

ALLE, DIE NICHT ABNEHMEN WOLLEN, ergänzen den Salat noch pro Person mit je 100 g abgetropftem Mais (aus der Dose).

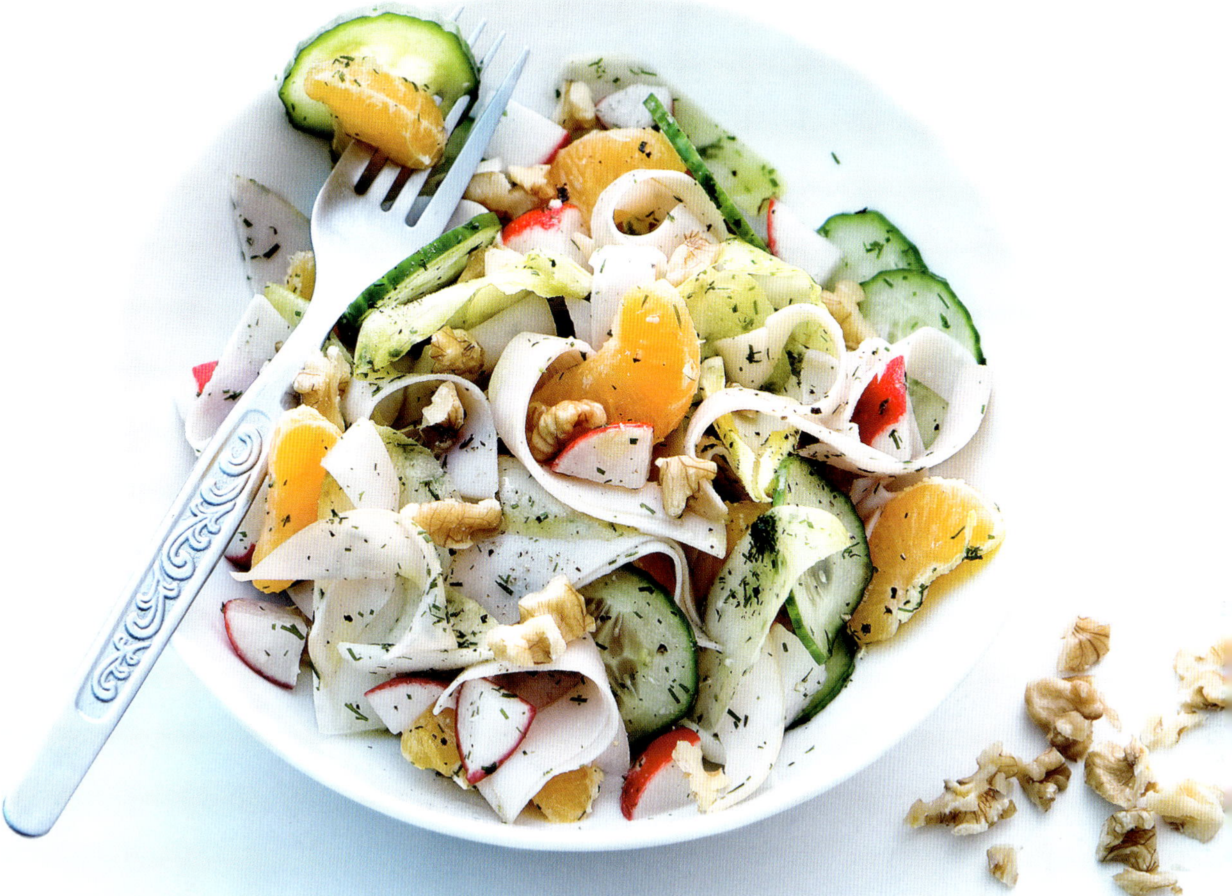

WÜRZIGER PUTENBRUSTSALAT

Für 2 Personen

50 g gehackte **Walnusskerne** in einer Pfanne ohne Fett unter Rühren bei starker Hitze 2 Min. rösten. 2 **Chicorée** putzen, waschen, längs halbieren, vom Strunk befreien und in mundgerechte Stücke schneiden. 200 g **Putenbrustaufschnitt** in Streifen schneiden. ½ **Salatgurke** in Scheiben schneiden. 4 **Mandarinen** (ersatzweise Kiwis) schälen und in Spalten teilen. ½ Bund **Radieschen** putzen, waschen und grob würfeln. ½ Becher **TK-Dill** (20 g) mit 1 EL **Walnussöl**, 1 TL **Aceto balsamico bianco** und 100 ml **hellem Traubensaft** verrühren. Das Dressing mit **Salz** und **Pfeffer** würzen und mit Chicorée, Putenstreifen, Gurkenscheiben, Radieschenwürfeln und Mandarinenspalten vermengen. Die gerösteten Walnüsse auf den Salat streuen.

ALLE, DIE NICHT ABNEHMEN WOLLEN, geben pro Person noch je 50 g in kleine Streifen geschnittenen Käse (z. B. Emmentaler) mit in den bunten Salat.

LINSEN-APFEL-SALAT

Rote Linsen sind fix gar

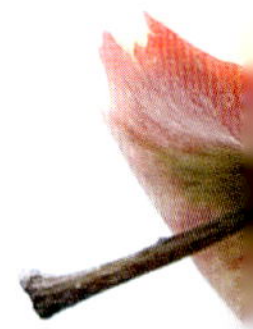

FÜR 2 PERSONEN

4 Frühlingszwiebeln
1 TL Rapsöl
200 ml Instant-Gemüsebrühe
100 ml Apfelsaft
150 g rote Linsen
2 Äpfel
100 g Schinkenwürfel (2 % Fett)
½ Becher TK-Petersilie (20 g)
3 TL Aceto balsamico bianco
Salz
Pfeffer
¼ TL mildes Currypulver

ZUBEREITUNGSZEIT: 15 MIN.

1 Die Frühlingzwiebeln putzen, waschen und in dünne Ringe schneiden. Das Öl in einem Topf erhitzen und die Frühlingszwiebeln darin bei starker Hitze ca. 1 Min. dünsten, dann mit der Brühe und dem Apfelsaft ablöschen. Die Linsen dazugeben und ca. 5 Min. bei mittlerer Hitze darin offen garen, bis die Linsen weich, aber noch nicht zerfallen sind.

2 Die Äpfel waschen, vierteln, von den Kerngehäusen befreien, grob raspeln und mit den Schinkenwürfeln und der Petersilie zu den heißen Linsen geben. Diese sofort in eine Schüssel umfüllen, damit sie rasch abkühlen. Den Linsen-Apfel-Salat mit Aceto balsamico bianco, Salz, Pfeffer und Currypulver pikant würzen und lauwarm oder kalt servieren.

ALLE, DIE NICHT ABNEHMEN WOLLEN, servieren zum Salat noch 2 Scheiben kerniges Vollkornbrot als Kohlenhydratbeilage.

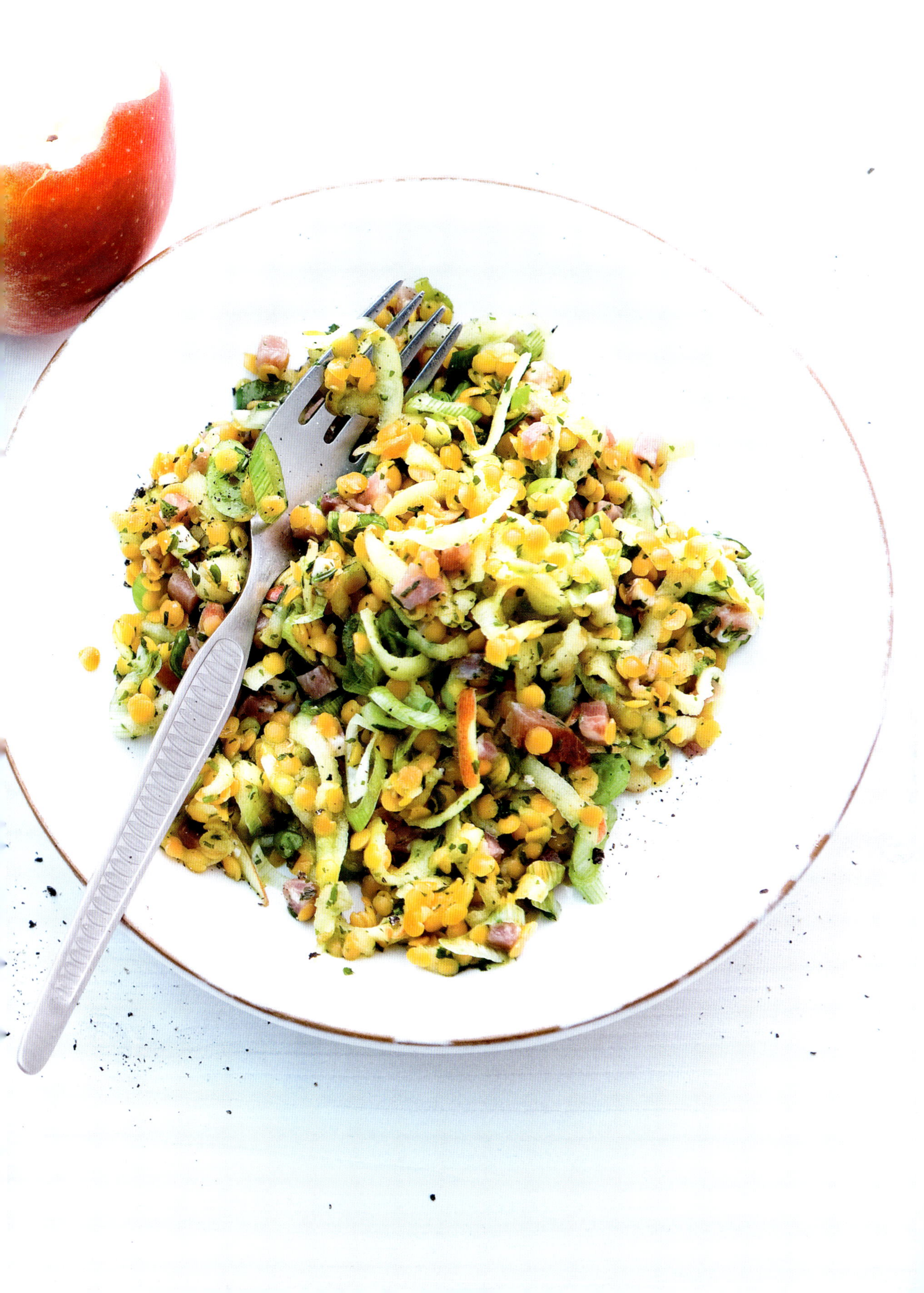

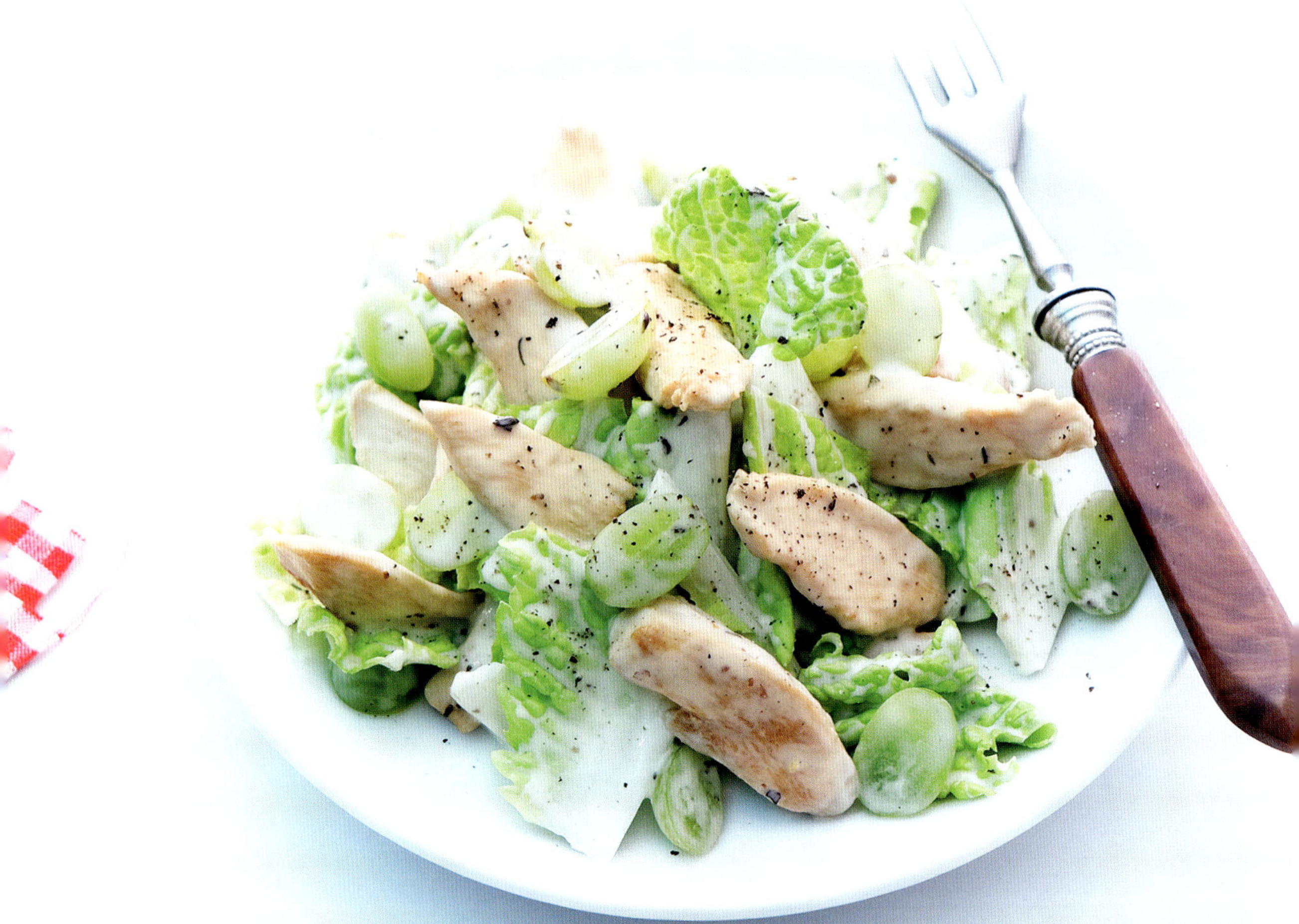

CHINAKOHL-HÄHNCHEN-SALAT

Für 2 Personen

½ kleinen **Chinakohl** (150 g) waschen und in mundgerechte Stücke schneiden. 100 g **kernlose Weintrauben** waschen und halbieren. 200 g **Frischkäse** (0,2 % Fett) mit 3 EL **Salatcreme** (leichte Mayonnaise-Alternative), 150 ml **Birnensaft,** 1 TL **süßem Senf** und 1 EL **Zitronensaft** verrühren und mit 250 g **gegarten Hähnchenfiletstreifen** (Wurstwarenregal), Kohl und Trauben mischen. Salat mit ¼ TL getrocknetem **Estragon, Salz** und **Pfeffer** würzen.

ALLE, DIE NICHT ABNEHMEN WOLLEN,

machen 1 Salatportion zur Füllung für 2 nach Packungsangabe erwärmte Fertig-Pfannkuchen (Kühlregal), die aufgerollt werden. Außerdem wird die Sauce verdoppelt.

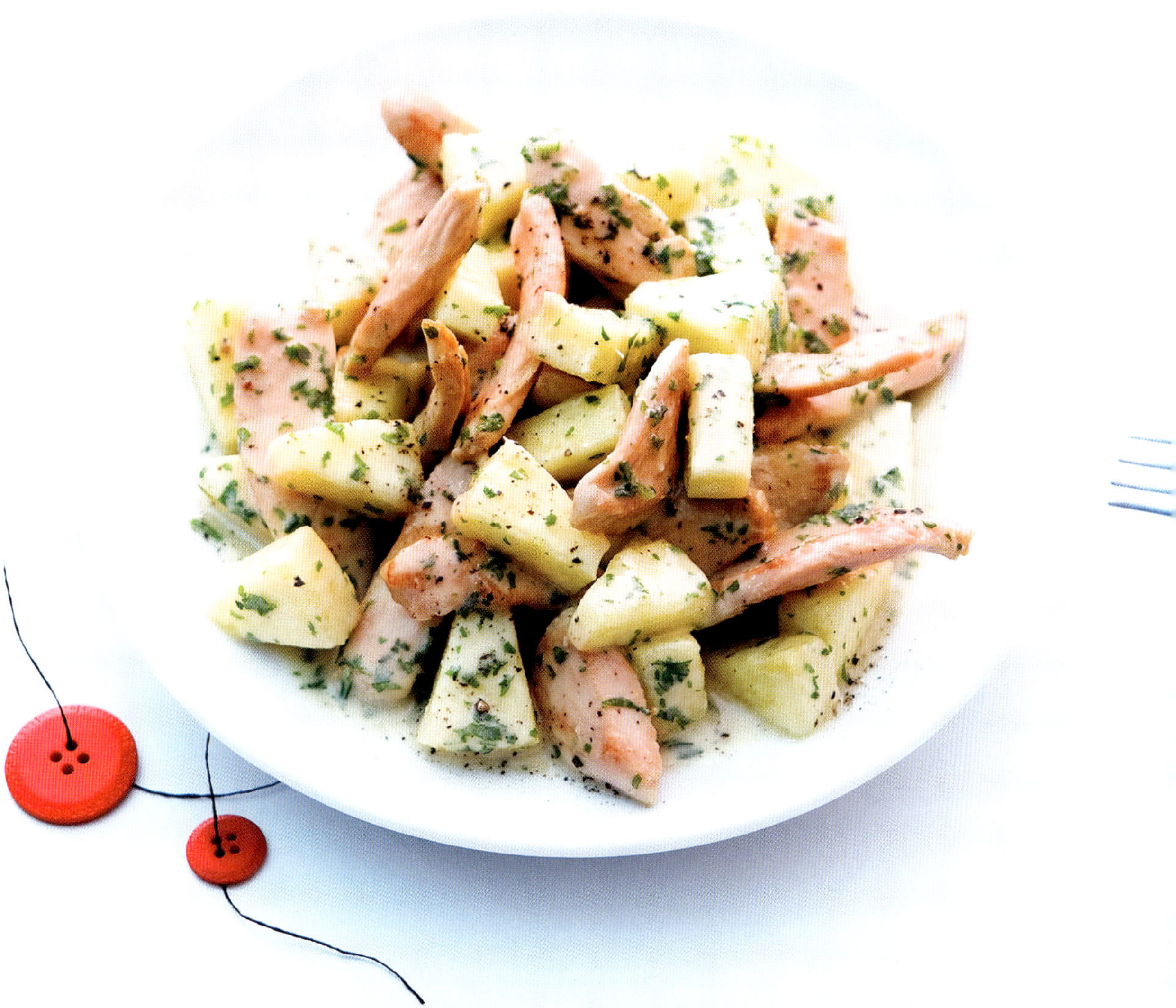

SUPER-BLITZ-GEFLÜGELSALAT

Für 2 Personen

200 g **Ananaswürfel** (Frischetheke) mit 300 g **gebratenen Putenfiletstreifen** (Kühlregal) vermengen. 50 g **Mandelmus,** 100 ml **Ananassaft** und 1 Becher **TK-Petersilie** (40 g) verrühren. Die Sauce über die Putenstreifen-Ananas-Mischung geben und den Salat mit **Salz, Pfeffer** und 1 TL **Zitronensaft** würzen.

ALLE, DIE NICHT ABNEHMEN WOLLEN,
essen zu diesem Salat frisches Baguette.

FRUCHTIGER SCHINKENSALAT

Die würzige Marinade ist der Hit

FÜR 2 PERSONEN

100 ml Orangensaft
100 g fettarmer Joghurt (1,5 % Fett)
2 EL gehackte Walnusskerne
1 TL süßer Senf
1 EL Walnussöl
Salz
Pfeffer
100 g Schinkenwürfel (0,2 % Fett)
2 große süße Birnen (z. B. Abate)
1 kleine Knolle Fenchel
1 Mini-Romanasalat

ZUBEREITUNGSZEIT: 15 MIN.

1 Den Orangensaft mit Joghurt, Walnüssen, Senf und Öl verrühren. Das Dressing mit Salz und Pfeffer würzen und die Schinkenwürfel unterheben.

2 Die Birnen waschen, von den Kerngehäusen befreien und in Würfel schneiden. Den Fenchel putzen, waschen, längs halbieren, den Strunk herausschneiden und die Fenchelhälften in sehr dünne Streifen schneiden.

3 Den Romanasalat putzen, waschen, in mundgerechte Stücke schneiden und anschließend mit den Fenchelstreifen, Birnenwürfeln und dem Dressing vermengen.

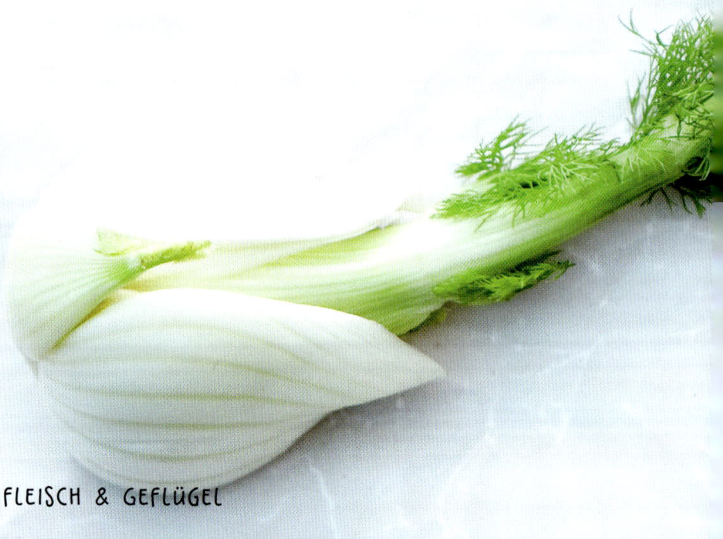

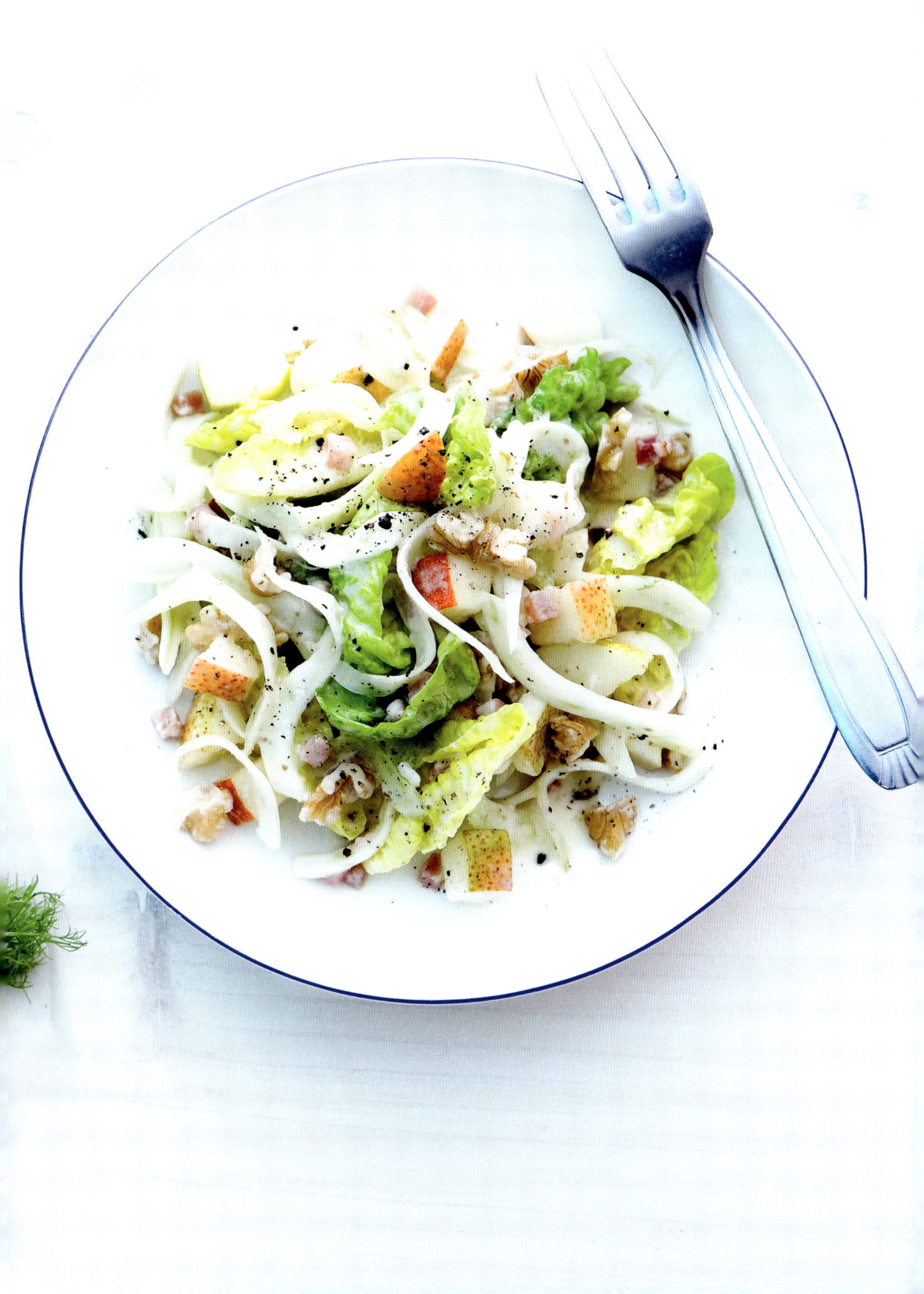

WEM'S NICHT SCHNELL GENUG GEHEN KANN, ...

... der legt vier Suppentage ein. **Jeden Tag mittags und abends eine Portion Suppe,** die dank Fertigprodukten superschnell gemacht ist, lecker schmeckt und über viele Stunden so richtig satt macht.

Morgens zum Frühstück gibt's Obst. Hier können Sie bis auf Bananen alles wählen, was der Früchtekorb hergibt. Mittags knabbern Sie zur Suppe je nach Appetit ein oder zwei Scheiben Knäckebrot mit fettarmem Frischkäse und als Nachtisch wieder Obst – auch hier bitte keine Bananen.

Und am Abend essen Sie den Rest der Suppe, allerdings fallen jetzt Knäckebrot und Obst weg. **Trinken sollten Sie mindestens 1,5 Liter Wasser oder Tee!** Suchen Sie sich am besten für jeden Tag eine neue Suppe aus, die Sie frisch zubereiten.

Sollte Ihnen jedoch eine der vier Alternativen besonders gut schmecken, spricht nichts dagegen, sie gleich in größeren Mengen für mehrere Tage zuzubereiten und dann auf die eine oder andere Suppe zu verzichten. Das macht's noch bequemer.

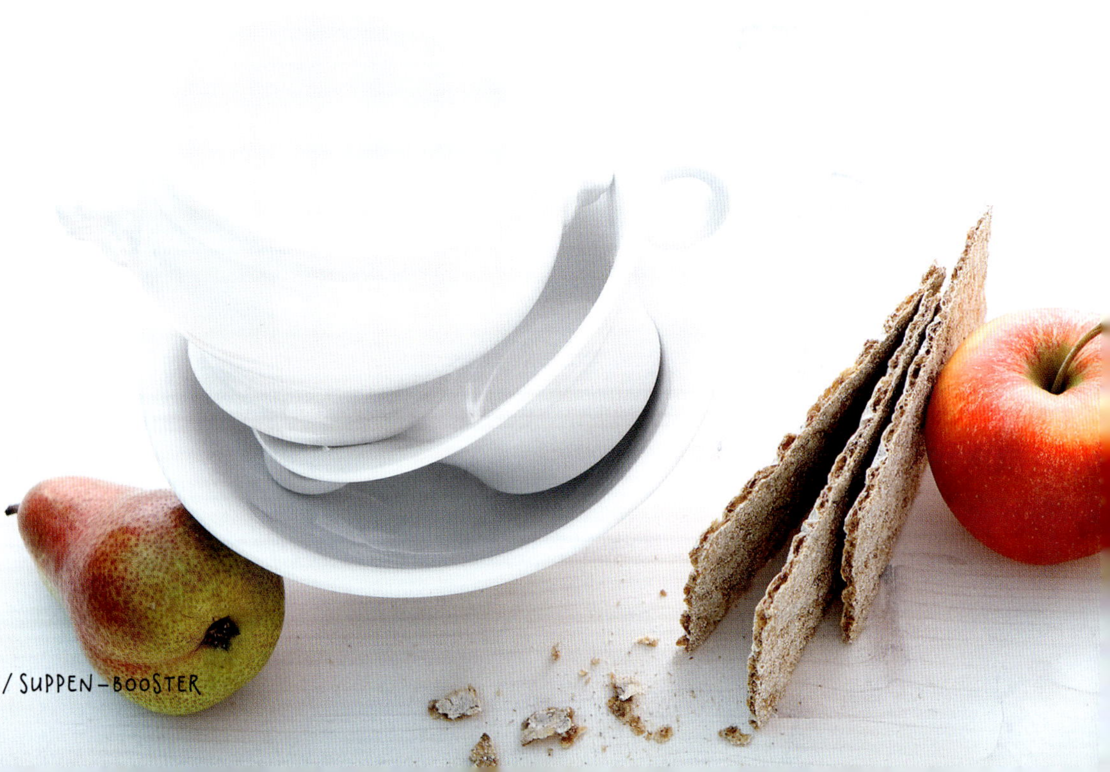

WER BEIM ABNEHMEN AUF DIE TUBE DRÜCKEN WILL, …

… bringt mit mehr Bewegung schnell auch ein paar Pfunde weniger auf die Waage. Und weil beim **Treppensteigen, im Zumba-Kurs oder auch auf dem Fahrrad** jedes verlorene Kilo mehr Kondition und Leichtigkeit verleiht, sind Bewegung und Fitness die **idealen Motivations-Booster** beim Abnehmen.

Zudem steckt in jeder neuen Muskelfaser auch ein **zusätzlicher Verbrennungsmotor.** Der verbraucht rund um die Uhr Kalorien – selbst beim Faulsein!

Bleibt die Frage: **Wie können sich ausgerechnet Faule für mehr Bewegung begeistern?** Sie muss Spaß machen und darf keinen Stress verursachen. Fällt Ihnen eine Bewegung ein, die Ihnen besonders liegt? Egal ob Salsakurs, Step-Aerobic oder Spazierengehen. Probieren Sie es aus und vermeiden Sie dabei allzu große Vorsätze, an denen viele scheitern.

Bevor Sie gleich den Vertrag mit einem Sportstudio machen oder sich einen Stepper ins Wohnzimmer stellen, gehen Sie besser mittags 15 Minuten schnellen Schrittes um den Block. Die kleine Pause, in der Sie gleich noch ein paar Einkäufe erledigen können, hilft beim Abschalten und beflügelt nicht nur Ihre Fitness.

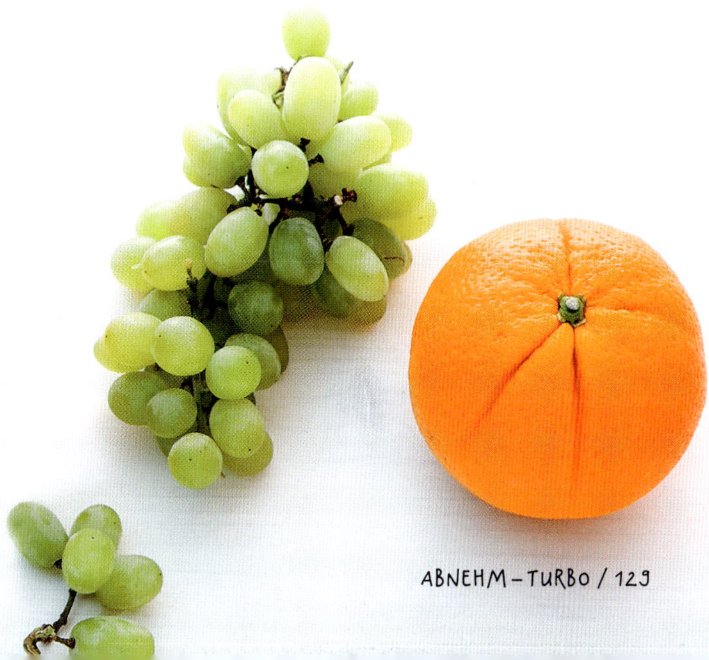

4-TAGE-SUPPEN-BOOSTER

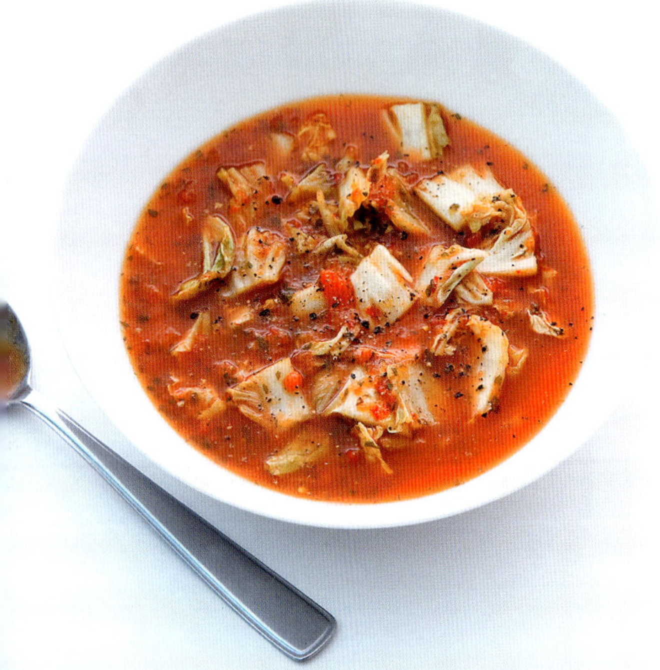

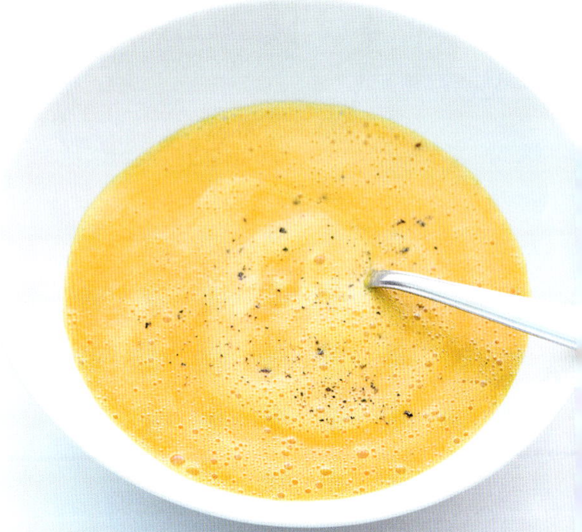

KOHLSUPPE AUF DIE SCHNELLE

Für 2 Portionen für jeweils 2 Personen
1 **Chinakohl** (500 g) in kleine Stücke schneiden, mit 1 Dose **gehackten Tomaten** (400 g Inhalt) samt Tomatensud, 4 EL **mildem Ajvar** und 1 Becher **TK-Petersilie** (40 g) in 800 ml **Instant-Rinderbrühe** 5 Min. garen. Die Suppe mit **Pfeffer,** wenig **Salz** und ½ TL **mildem Currypulver** abschmecken.

Zubereitungszeit: 10 Min.

MÖHREN-KOHLRABI-SUPPE MIT INGWER

Für 2 Portionen für jeweils 2 Personen
2 **Kohlrabi** (ca. 800 g) und 20 g **Ingwer** schälen und in kleine Würfel schneiden. 1 EL **Rapsöl** in einem Topf erhitzen, Kohlrabi- und Ingwerwürfel darin 3 Min. andünsten. Dann 1 l ungesüßten **Möhrensaft** dazugießen und die Kohlrabiwürfel darin bei mittlerer Hitze in ca. 10 Min. zugedeckt garen. Die Suppe mit dem Pürierstab durchmixen, mit **Salz, Pfeffer,** ½ TL **mildem Currypulver,** ¼ TL gemahlener **Kurkuma** und 1 großen Prise gemahlenem **Kreuzkümmel** kräftig abschmecken.

Zubereitungszeit: 15 Min.

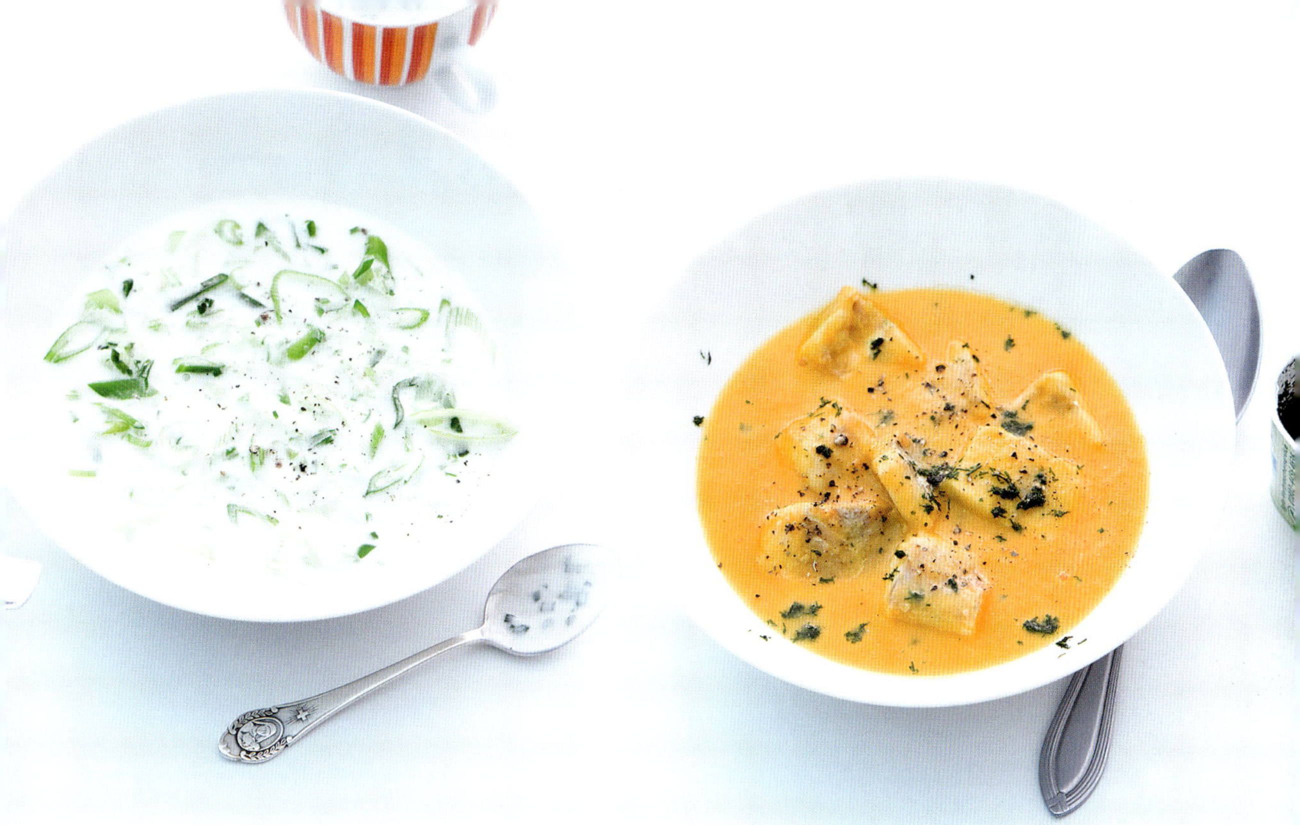

LAUCH-KOKOS-SUPPE

Für 2 Portionen für jeweils 2 Personen
2 große Stangen **Lauch** von den Wurzelansätzen und den dunkelgrünen Blattenden befreien. Die Stangen längs einschneiden, gründlich unter fließendem Wasser waschen und quer in feine Streifen schneiden. 400 ml **Kokosmilch** und 600 ml **Instant-Gemüsebrühe** in einen Topf geben und zum Kochen bringen. Die Lauchstreifen darin bei mittlerer Hitze in ca. 5 Min. zugedeckt garen. Die Suppe mit **Salz, Pfeffer** und frisch geriebener **Muskatnuss** kräftig würzen. 2 Becher **TK-Schnittlauch** (80 g) mit 100 g **fettarmem Joghurt** (1,5 % Fett) verrühren. Die Suppe in tiefe Teller geben und mit je 1 Klecks Schnittlauchjoghurt garniert servieren.

Zubereitungszeit: 15 Min.

FISCHSUPPE

Für 2 Portionen für jeweils 2 Personen
400 g **TK-Seelachsfilets** antauen lassen.
1 große **Zwiebel** schälen und grob hacken.
1 TL **Rapsöl** in einem Topf erhitzen, 1 TL gemahlene **Kurkuma** und die Zwiebelstücke darin andünsten, dann mit 1 l **Geflügelbrühe** ablöschen und aufkochen lassen. 2 **Papayas** schälen, längs halbieren, entkernen, in Würfel schneiden, in die Suppe geben und darin in ca. 5 Min. bei starker Hitze offen garen. Die Suppe pürieren, mit **Salz** und **Pfeffer** würzen. Den angetauten Seelachs in mundgerechte Stücke schneiden, in die Suppe geben und ca. 2 Min. darin ziehen lassen. Die Suppe auf tiefe Teller verteilen und mit 1 Becher **TK-Dill** (40 g) bestreut servieren.

Zubereitungszeit: 15 Min.

ABNEHMEN SUPERSIMPEL MIT DEM 4-WOCHEN-PLAN

Bei diesen Wochenplänen ist alles schon fix und fertig geplant: Genau nach dem Prinzip dieses Buches gibt's täglich zweimal einen 200-Kalorien-Snack bzw. ein 200-Kalorien-Frühstück und zweimal eine 400-Kalorien-Hauptmahlzeit.

Der Clou fürs faule Abnehmen: Ein genau abgezirkelter Ernährungsplan macht's möglich, dass Sie **dank einer Einkaufsliste schnell alles im Haus haben** und nicht immer neu besorgen müssen, was Sie für den Tag brauchen.

Das Programm bietet Ihnen vier Wochen lang ständig neue Rezepte, die Ihnen das Abnehmen so leicht wie möglich machen. Und möchten Sie beispielsweise nur eine Abnehmwoche ausprobieren, um zu testen, ob Sie weitermachen – auch kein Problem. Suchen Sie sich eine beliebige Woche aus und legen Sie los.

Die Einkaufspläne gelten jeweils für eine Woche. Achten Sie dabei auch auf die **Liste der Basics:** Hier finden Sie Lebensmittel, die Sie vermutlich ohnehin zu Hause als Vorrat haben und die Sie während der Abnehmwochen immer wieder brauchen.

Auf geht's: Mit diesen Rezepten, den simplen Plänen und den Hinweisen am Ende des Buches haben Sie bewährte Begleiter auf dem **Weg in ein leichteres Leben**. So bekommen Sie Ihr Gewicht in den Griff. Starten Sie jetzt!

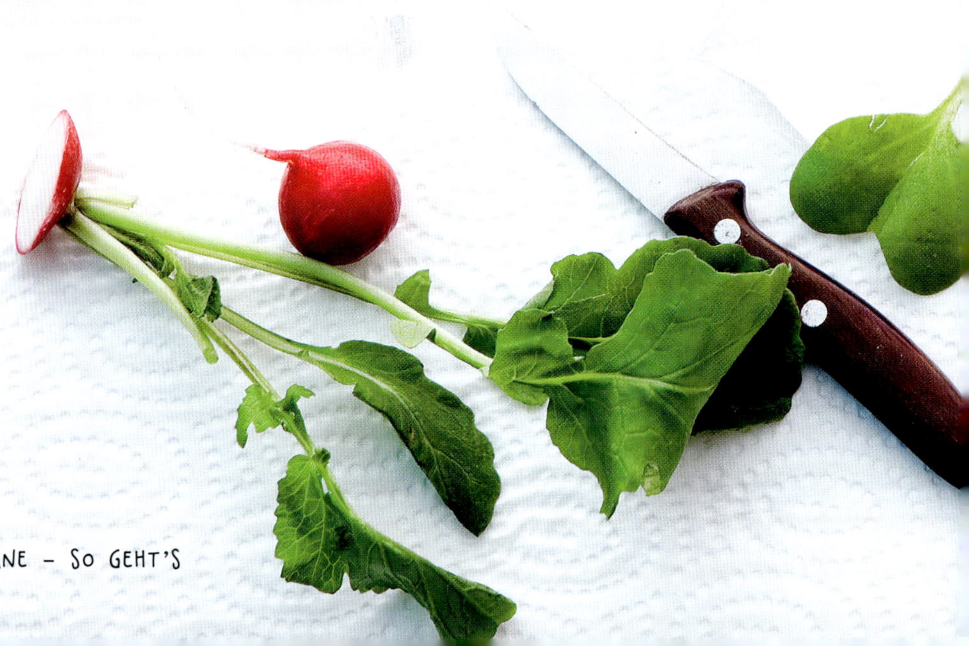

DAS SOLLTEN SIE IMMER ZUHAUSE HABEN

DIE BASICS

___ SOJASAUCE
___ GEKÖRNTE GEMÜSEBRÜHE
___ OLIVENÖL
___ RAPSÖL
___ WALNUSSÖL
___ ACETO BALSAMICO BIANCO
___ SALATCREME
___ TOMATENMARK
___ SAHNEMEERRETTICH
___ SÜSSER UND MITTELSCHARFER SENF
___ SEMMELBRÖSEL
___ KARTOFFELSTÄRKE
___ WEICHWEIZENGRIESS
___ KERNIGE HAFERFLOCKEN
___ PARBOILED LANGKORNREIS
___ HELLE SESAMSAMEN
___ EIER
___ GEWÜRZTE CROÛTONWÜRFEL

GEWÜRZREGAL

___ SALZ
___ PFEFFER
___ ZIMTPULVER
___ MUSKATNUSS
___ GEMAHLENE KURKUMA
___ NELKENPULVER
___ GEMAHLENER KREUZKÜMMEL
___ MILDES CURRYPULVER
___ ROSENSCHARFES PAPRIKAPULVER
___ CHILIPULVER
___ GETROCKNETER THYMIAN
___ GETROCKNETER ROSMARIN
___ GETROCKNETER OREGANO
___ GETROCKNETES BOHNENKRAUT
___ GETROCKNETER ESTRAGON

DOSEN- UND GLÄSERREGAL

___ KOKOSMILCH (500 ML)
___ MILDES AJVAR
___ MANDELMUS

BACKREGAL

___ MANDELBLÄTTCHEN
___ ROSINEN
___ ZUCKER
___ VANILLEZUCKER
___ WALNUSSKERNE
___ KOKOSRASPELN

GETRÄNKE

___ PFEFFERMINZTEE (TEEBEUTEL)
___ KAFFEE ODER ESPRESSO
___ FETTARME MILCH (1,5 % FETT)
___ ORANGENSAFT (1 LITER)
___ APFELSAFT (2 LITER)
___ ANANASSAFT (1 LITER)
___ TOMATENSAFT (1 LITER)
___ ZITRONENSAFT
___ MINERALWASSER

Auch zum Download auf
www.gu.de/kochenfuerfaule

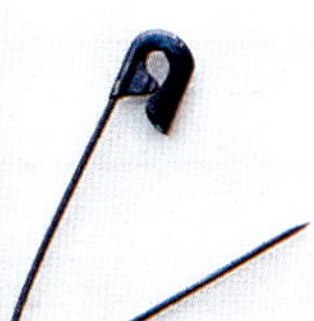

REZEPTE UND EINKAUFSLISTE FÜR DIE 1. WOCHE

1. TAG

Snacks

2 x 250 g Fruchtquark, Magerstufe (Kühlregal)

Sonnenanbeter (S. 32)

Hauptmahlzeiten

Pikante Birnenrohkost (S. 96)

Rotbarsch auf Spinat mit Spaghetti (S. 54)

2. TAG

Snacks

2 x 250 g fettarmer Fruchtjoghurt (Kühlregal)

4 Knäckebrote mit je 25 g Räucherlachs

Hauptmahlzeiten

Griechischer Bauernsalat (S. 88)

Zucchinischiffchen (S. 61)

3. TAG

Snacks

2 Portionen Ajvarpesto (S. 23) verrührt mit 100 g Frischkäse (0,2 % Fett) auf 4 Scheiben Knäckebrot

2 x 150 g Fruchtquark (vollfett) (Kühlregal)

Hauptmahlzeiten

Würziger Putenbrustsalat (S. 121)

Gemüsetopf mit Nudeln und Linsen (S. 44)

4. TAG

Snacks

Müsli: 60 g kernige Haferflocken, 20 g Rosinen mit 200 ml fettarmer Milch

Trauben-Mandel-Drink (S. 34)

Hauptmahlzeiten

Kichererbsen-Tomaten-Salat (S. 89)

Tomaten-Kartoffel-Suppe (S. 62)

5. TAG

Snacks

Knusperflocken mit Traubencreme (S. 21)

Pikanter Apfel-Paprika-Drink (S. 36)

Hauptmahlzeiten

Romana-Pilz-Salat (S. 90)

Rouladen mit Kürbis (S. 82)

6. TAG

Snacks

Knäcke-Sandwich mit Walnuss-Sellerie-Dip (S. 28)

Molke-Flip: 300 ml Molke und 200 ml Orangensaft mit 40 g Mandelmus schaumig pürieren

Hauptmahlzeiten

Gurken-Lachs-Salat (S. 112)

Kidneybohnen-Mix mit Reis (S. 64)

7. TAG

Snacks

Birne mit Käsecreme (S. 31)

Kiwi-Cocktail (S. 32)

Hauptmahlzeiten

Brokkoli-Radieschen-Salat (S. 104)

Deftige Minestrone Avanti (S. 46)

EINKAUFSLISTE

OBST- UND GEMÜSESTAND

2 Äpfel, 3 Birnen, 6 Kiwis
4 Mandarinen
100 g kernlose Weintrauben
150 g Champignons, 2 Chicorée
1 kleine Salatgurke
3 Knoblauchzehen
11 Frühlingszwiebeln, 3 Möhren
10 schwarze Oliven ohne Stein
2 gelbe, 2 rote Paprikaschoten
1 Bund Radieschen
1 Mini-Romanasalat
7 Stangen Staudensellerie
2 Tomaten, 500 g Cocktailtomaten
3 mittelgroße Zucchini (je 200 g)
200 g vorwiegend festkochende Kartoffeln

KÜHLTHEKE

300 g fettarmer Joghurt
100 g Blauschimmelkäse
1,2 kg Frischkäse (0,2 % Fett)
500 ml Molke
100 g Emmentaler
200 g Magerquark
200 g Schafskäse, 60 g Parmesan
300 g Räucherlachs
500 g Fruchtquark, Magerstufe
500 g Fruchtjoghurt, fettarm (1,5% Fett)
300 g Fruchtquark, vollfett

TIEFKÜHLTRUHE (TK)

300 g TK-Brokkoliröschen
300 g TK-Blattspinat
150 g TK-Erbsen
1 Becher TK-Dill (40 g)
2 Becher TK-Petersilie (80 g)
1 Becher TK-Basilikum (40 g)
300 g TK-Rotbarschfilet
150 g TK-Garnelen, vorgegart

GETRÄNKE & KNABBEREIEN

1 l heller Traubensaft
500 ml Möhrensaft

DOSEN- UND GLÄSERREGAL

350 g eingelegter Kürbis (Glas)
300 g Cornichons (Gewürzgurken)
100 g Zuckermais (Dose)
300 g Kidneybohnen (Dose)
250 g Kichererbsen (Dose)

NUDELN, REIS & CO.

100 g gelbe Linsen
100 g dünne Spaghetti
100 g Bandnudeln

FLEISCHTHEKE

300 g Schinkenwürfel (2 % Fett)
2 flach geklopfte Rindfleischscheiben (je ca. 75 g)
200 g Putenbrustaufschnitt

DIE BASICS

20 Scheiben Knäckebrot

REZEPTE UND EINKAUFSLISTE FÜR DIE 2. WOCHE

8. TAG

Snacks

Orangen-Kiwi-Brote (S. 18)
2 x 250 g Fruchtquark, Magerstufe

Hauptmahlzeiten

Tomaten-Zucchini-Salat (S. 88)
Würziger Kohlstrudel (S. 66)

9. TAG

Snacks

Beeren-Haferflocken-Müsli (S. 16)
Kressequark mit Schinken (S. 24)

Hauptmahlzeiten

Zucchini-Nudel-Salat (S. 92)
Spitzkohlsuppe mit Meerrettich (S. 68)

10. TAG

Snacks

Apfelrohkost mit Schinken (S. 30)
Basilikum-Tomaten (S. 24)

Hauptmahlzeiten

Romana-Ananas-Salat (S. 114)
Spinat-Auberginen-Lasagne (S. 48)

11. TAG

Snacks

Knäcke mit Birnen-Möhren-Aufstrich (S. 29)
4 Knäckebrote bestrichen mit einer Creme aus 20 g Mandelmus, 50 g Magerquark, 20 g Zucker

Hauptmahlzeiten

Makrelencreme (S. 106)
Chinakohl-Pfanne (S. 67)

12. TAG

Snacks

Morgenmuffel-Müsli (S. 16)
2 Birnen und 8 EL Walnüsse

Hauptmahlzeiten

Spaghetti-Tomaten-Salat mit Garnelen (S. 89)
Zuckerschoten-Schnitzel (S. 74)

13. TAG

Snacks

2 Äpfel reiben, mit 60 g Haferflocken und 200 g fettarmem Joghurt vermengen
Beeren-Pfefferminztee-Punch (S. 36)

Hauptmahlzeiten

Fischsalat mit Tomaten (S. 108)
Möhren-Quark-Auflauf (S. 50)

14. TAG

Snacks

2 süße Birnen putzen, reiben, mit 250 g Frischkäse (0,2 % Fett) verrühren, mit 2 Päckchen Vanillezucker und Zimtpulver würzen.
4 Fruchtriegel (je 25 g; ohne Zuckerzugabe)

Hauptmahlzeiten

Spitzkohlsalat mit Birnen (S. 116)
Auberginen-Zucchini-Pfanne (S. 76)

EINKAUFSLISTE

OBST- UND GEMÜSESTAND

300 g Ananaswürfel
5 Äpfel, davon 2 kleine
7 Birnen, 1 Kiwi, 1 Orange
2 kleine Auberginen
1 kleiner Chinakohl
6 Frühlingszwiebeln, 500 g Möhren
4 rote Paprikaschoten
250 g Petersilienwurzel oder Pastinake
1 Mini-Romanasalat
850 g Spitzkohl, 12 Tomaten
600 g Cocktailtomaten
800 g Zucchini, 1 Kästchen Kresse
1 Knoblauchzehe

KÜHLTHEKE

1 geräuchertes Makrelenfilet (ca. 200 g)
100 g Emmentaler
150 g Feta light (9 % Fett)
100 g Parmesan
750 g Magerquark
500 g Fruchtquark, Magerstufe
1 kg Frischkäse (0,2 % Fett)
300 g fettarmer Joghurt
2 Strudelteigblätter (je 25 g)

TIEFKÜHLTRUHE (TK)

300 g TK-Zuckerschoten
300 g TK-Blattspinat
300 g TK-Himbeeren
150 g TK-Garnelen, vorgegart
300 g TK-Seelachs
3 Becher TK-Petersilie (120 g)
4 Becher TK-Basilikum (120 g)
1 Becher TK-Schnittlauch (40 g)

GETRÄNKE & KNABBEREIEN

300 ml Holundersaft
4 Fruchtriegel (ohne Zuckerzugabe) zu je 25 g

DOSEN- UND GLÄSERREGAL

400 g geschälte Tomaten (Dose)
300 g Mais (Dose)

NUDELN, REIS & CO.

60 g Instant-Couscous
100 g kleine Spiralnudeln
120 g Spaghetti

FLEISCHTHEKE

300 g Schweineschnitzel
600 g Schinkenwürfel (2 % Fett)
150 g Lachsschinken
4 kleine Minutenschnitzel (je ca. 70 g)

DIE BASICS

22 Scheiben Knäckebrot

REZEPTE UND EINKAUFSLISTE FÜR DIE 3. WOCHE

15. TAG

Snacks

Ananas-Porridge: 50 g kernige Haferflocken unter Rühren rösten, 200 g Ananaswürfel miterhitzen, abkühlen lassen und 150 g Magerquark zugeben

Birnen-Kiwi-Schorle (S. 37)

Hauptmahlzeiten

Nudel-Lauch-Salat (S. 94)

Ruckzuck-Schnitzel (S. 78)

16. TAG

Snacks

Kirschquark mit Melone (S. 20)

Fruchtige Kohlroulade (S. 19)

Hauptmahlzeiten

Sesam-Thunfisch-Creme (S. 107)

Kichererbsensuppe (S. 56)

17. TAG

Snacks

Birnen-Joghurt-Müsli (S. 17)

Radieschen-Gurken-Quark (S. 25)

Hauptmahlzeiten

Couscous-Gemüse-Salat (S. 98)

Rosenkohl-Nudel-Pfanne mit Currygarnelen (S. 60)

18. TAG

Snacks

Himbeer-Kokos-Flip (S. 34)

40 g Studentenfutter

Hauptmahlzeiten

Chinakohl-Hähnchen-Salat (S. 124)

Seelachsfilet mit Tomatensugo (S. 55)

19. TAG

Snacks

Kiwi-Birnen-Creme auf Brot (S. 19)

Minzlimonade (S. 37)

Hauptmahlzeiten

Schinken-Gurken-Salat (S. 118)

Gratiniertes Gemüsebrot (S. 43)

20. TAG

Snacks

Lachsschinken-Knäcke (S. 28)

Schnelle Frucht-Torteletts (S. 18)

Hauptmahlzeiten

Möhren-Gurken-Salat (S. 100)

Tomaten-Hirse-Nocken mit Geschnetzeltem (S. 77)

21. TAG

Snacks

Apfel-Joghurt-Drink: Je 300 ml Apfelsaft und fettarmen Joghurt mit 2 Päckchen Vanillezucker verrühren.

Melonenbällchen (S. 29)

Hauptmahlzeiten

Exotischer Putenbrustsalat (S. 120)

Erbsen-Lachs-Auflauf (S. 43)

EINKAUFSLISTE

OBST- UND GEMÜSESTAND

300 g Ananaswürfel, 2 Äpfel
4 Birnen, 8 Kiwis, 1 Orange
1 Cantaloupe- oder Galiamelone
4 Mandarinen, 1 große Mango
500 g kernlose Weintrauben
1 kleiner Chinakohl, 1 Gurke (400 g)
2 Knoblauchzehen
2 große Stangen Lauch
2 große Möhren
je 1 grüne und rote Paprikaschote
5 Radieschen, 8 kleine Tomaten
250 g Cocktailtomaten
1 kleiner Zucchino
6 Frühlingszwiebeln

KÜHLTHEKE

100 g geräuchertes Makrelenfilet
70 g Parmesan, 1,25 kg Magerquark
1,4 kg Frischkäse (0,2 % Fett)
700 g fettarmer Joghurt

TIEFKÜHLTRUHE (TK)

300 g TK-Himbeeren
300 g TK-Rosenkohl
300 g TK-Erbsen
2 Becher TK-Basilikum (80 g)
4 Becher TK-Petersilie (160 g)
1 Becher TK-Dill (40 g)
300 g TK-Seelachsfilet
200 g TK-Lachsfilet
150 g TK-Garnelen, vorgegart

GETRÄNKE & KNABBEREIEN

700 ml Birnensaft
40 g Studentenfutter

DOSEN- UND GLÄSERREGAL

100 g Kirschen (Glas)
550 g kleine Gewürzgurken (Cornichons)
1 kleine Dose Tomaten (250 g)
300 g weiße Bohnen (Dose)
150 g Kichererbsen (Dose)
2 Dosen (300 g) Thunfisch ohne Öl

NUDELN, REIS & CO.

120 g Spiralnudeln
100 g Bandnudeln
60 g Instant-Couscous
50 g Hirse

AUS DEM BACKREGAL

½ Päckchen heller Tortenguss

SÜSSIGKEITEN & GEBÄCK

2 Torteletts
40 g Reiscracker mit Zimtgeschmack

FLEISCHTHEKE

4 kleine Minutenschnitzel (je ca. 75 g)
8 Scheiben Lachsschinken
300 g Schnitzelfleisch
150 g Putenbrustfilet
300 g Schinkenwürfel (2 % Fett)
250 g Hähnchenfilet-Streifen, gegart

DIE BASICS

20 Scheiben Knäckebrot

REZEPTE UND EINKAUFSLISTE FÜR DIE 4. WOCHE

22. TAG

Snacks
Papaya-Walnuss-Drink (S. 35)
Radieschensalat (S. 25)

Hauptmahlzeiten
Apfel-Möhren-Aufstrich (S: 97)
Tex-Mex-Pfanne (S. 70)

23. TAG

Snacks
Garnelenbrote (S. 26)
Birnen-Buttermilch-Quark (S. 20)

Hauptmahlzeiten
Linsen-Apfel-Salat (S. 122)
Minutenschnitzel mit Avocado-Salsa (S. 80)

24. TAG

Snacks
Mango-Minze-Creme (S 21)
Schnelle Geflügelcreme (S. 27)

Hauptmahlzeiten
Tomatensalat mit Garnelen (S. 110)
Strudelpäckchen (S. 42)

25. TAG

Snacks
2 Knäckebrotsandwiches: je 2 Knäckebrote mit je 30 g Emmentaler gefüllt
Schinken-Ananas-Päckchen (S. 30)

Hauptmahlzeiten
Super-Blitz-Geflügelsalat (S. 125)
Linsenfrikadellen (S. 52)

26. TAG

Snacks
Brot mit Thunfischaufstrich (S. 26)
Melonen-Gurken-Drink (S. 35)

Hauptmahlzeiten
Fruchtiger Schinkensalat (S. 126)
Tomatengratin (S. 42)

27. TAG

Snacks
Puten-Sandwich (S. 27)
Orangen-Grieß-Pudding (S. 17)

Hauptmahlzeiten
Rote-Bete-Salat mit gratiniertem Ziegenkäse (S. 102)
Rosenkohl-Pastinaken-Suppe (S. 72)

28. TAG

Snacks
Weintrauben-Müsli aus 60 g Haferflocken, 200 ml Buttermilch und 150 g klein geschnittenen Weintrauben
Gefüllte Chicoréeblätter (S. 31)

Hauptmahlzeiten
Fenchelsalat mit Orangen (S. 105)
Brokkoli-Kabeljau-Topf (S. 58)

EINKAUFSLISTE

OBST- UND GEMÜSESTAND

500 g große Ananasstücke, 4 Äpfel
1 Avocado, 3 süße Birnen, 1 Mango
½ Cantaloupe- oder Galia-Melone (ca. 200 g)
1 Papaya, 3 Orangen
150 g kernlose Weintrauben
1 Aubergine (300 g)
400 g Champignons
1 großer Chicorée
1 kleine, 1 große Fenchelknolle
3 Knoblauchzehen
8 Frühlingszwiebeln
2 große Möhren
2 rote Paprikaschoten
200 g Pastinaken (ersatzweise Petersilienwurzel oder Kürbis)
1 Bund Radieschen
3 Mini-Romanasalate
2 Rote-Bete-Knollen, gegart und vakuumiert (je 100 g)
14 Tomaten, 6 Cocktailtomaten

KÜHLTHEKE

4 Strudelteigblätter (je 25 g)
150 g saure Sahne
200 g fettarmer Joghurt
400 g Frischkäse (0,2 % Fett)
500 ml Buttermilch
750 g Magerquark
160 g Schnittkäse (z. B. Emmentaler)
2 Ziegenkäsetaler (je 80 g)

TIEFKÜHLTRUHE (TK)

1 Becher TK-Schnittlauch (40 g)
3 Becher TK-Basilikum (120 g)
1 Becher TK-Dill (40 g)
3 Becher TK-Petersilie (120 g)
250 g grüne TK-Bohnen
400 g TK-Erbsen
500 g TK-Brokkoliröschen
300 g TK-Rosenkohl
350 g TK-Kabeljaufilet
300 g TK-Garnelen, vorgegart

DOSEN- UND GLÄSERREGAL

2 kleine Gewürzgurken (ca. 80 g)
450 g Mais (Dose)
250 g Kidneybohnen (Dose)
1 kleine Dose Thunfisch ohne Öl (ca. 150 g)

NUDELN, REIS & CO.

250 g rote Linsen

FLEISCHTHEKE

400 g Lachsschinken
150 g Rindfleisch (Oberschale)
4 Minutenschnitzel (je ca. 75 g)
500 g Schinkenwürfel (0,2 % Fett)
75 g Putenbrustschinken
200 g geräucherte Putenbrust
300 g Putenfiletstreifen, gebraten

DIE BASICS

34 Scheiben Knäckebrot
40 g Reiscracker mit Paprikageschmack

REGISTER VON A–Z

G

H

I/J

K

L

IMPRESSUM

Der Autor

Friedrich Bohlmann ist bekannt als Autor zahlreicher Gesundheitsratgeber und Kochbücher. Der Diplom-Ernährungswissenschaftler schreibt regelmäßig für populäre Gesundheits- und Frauenmagazine, gibt immer wieder fachkundigen Rat in TV-Sendungen und arbeitet als Ernährungsberater – zum größten Teil mit Abnehmwilligen. Zum Themenbereich »Diäten & Gesunde Ernährung« hat er bei GU bereits zahlreiche Bücher veröffentlicht.

Der Fotograf

Michael Wissing
Der Fotodesigner (BFF), Fotograf und Schriftsetzer arbeitet in seinem Studio im Schwarzwald für renommierte internationale Magazine, Agenturen, Firmen und Verlage und erhielt bereits mehrere internationale Preise und Auszeichnungen. In Szene gesetzt wurden die faulen Gerichte von Andreas Neubauer (Foodstylist). Weitere Mitarbeiter: Yasemin Aus der Kahmen (Fotoassistenz) und Joss Andres (Postproduktion und digitale Retusche).

Bildnachweis

Titelfoto:
gettyimages: Stuart Minzey
Alle anderen Fotos:
Michael Wissing

Syndication:
www.jalag-syndication.de

www.facebook.com/gu.verlag

Projektleitung:
Sigrid Burghard

Lektorat:
Cora Wetzstein

Korrektorat:
Petra Bachmann

Umschlag und Gestaltung:
independent Medien-Design, Horst Moser, München

Herstellung:
Renate Hutt

Satz:
Liebl Satz+Grafik, Emmering

Reproduktion:
Longo AG, Bozen

Druck und Bindung:
Printer, Trento

ISBN: 978-3-8338-2628-3

2. Auflage 2013

GRÄFE UND UNZER

Ein Unternehmen der
GANSKE VERLAGSGRUPPE

DAS ORIGINAL MIT GARANTIE

Unsere Garantie

Alle Informationen in diesem Ratgeber sind sorgfältig und gewissenhaft geprüft. Sollte dennoch einmal ein Fehler enthalten sein, schicken Sie uns das Buch mit dem entsprechenden Hinweis an unseren Leserservice zurück. Wir tauschen Ihnen den GU-Ratgeber gegen einen anderen zum gleichen oder ähnlichen Thema um.

Liebe Leserin und lieber Leser,

wir freuen uns, dass Sie sich für ein GU-Buch entschieden haben. Mit Ihrem Kauf setzen Sie auf die Qualität, Kompetenz und Aktualität unserer Ratgeber. Dafür sagen wir Danke! Wir wollen als führender Ratgeberverlag noch besser werden. Daher ist uns Ihre Meinung wichtig. Bitte senden Sie uns Ihre Anregungen, Ihre Kritik oder Ihr Lob zu unseren Büchern. Haben Sie Fragen oder benötigen Sie weiteren Rat zum Thema? Wir freuen uns auf Ihre Nachricht!

Wir sind für Sie da!
Montag – Donnerstag:
8.00 – 18.00 Uhr;
Freitag: 8.00 – 16.00 Uhr
Tel.: 08 00/7 23 73 33
Fax: 08 00/5 01 20 54
(kostenfreie Servicenummern)
E-Mail:
leserservice@graefe-und-unzer.de

P.S.: Wollen Sie noch mehr Aktuelles von GU wissen, dann abonnieren Sie doch unseren kostenlosen GU-Online-Newsletter und/oder unsere kostenlosen Kundenmagazine.

GRÄFE UND UNZER VERLAG
Leserservice
Postfach 86 03 13
81630 München

SCHNELLE HILFE BEIM ABNEHMEN

HEISSHUNGER-ATTACKEN ...

... lassen das Risiko, nach Essbarem zu suchen, gefährlich ansteigen. Jetzt drohen alle Dämme selbst gesetzter Regeln zu brechen. Beste Lösung: Dem Drang nicht willenlos nachgeben – keinesfalls essen, was der Kühlschrank, die Schoko-Schublade oder der Supermarkt um die Ecke zu bieten haben. Es lohnt sich, kurz darüber nachzudenken, worauf Sie jetzt wirklich Hunger haben. Um dafür Zeit zu gewinnen, sofort zwei Gläser Wasser trinken. Jetzt genau überlegen, was den Heißhunger stillen könnte. Manchmal ist es beim konzentrierten Nachspüren auch gar nichts Essbares. Doch wenn es beispielsweise ein Schokokuss ist, erst mal überlegen, welcher Schokokuss am besten schmeckt: Sollte der Überzug aus dunkler, weißer oder Vollmilchschokolade bestehen? Muss der Schokokuss Zimmertemperatur haben oder besser kalt aus dem Kühlschrank kommen? Erst dann dem Verlangen nachgeben, von dem exakt festgestellten Genussobjekt die kleinstmögliche Menge kaufen – am besten nur ein Stück – und mit allen Sinnen jede Kalorie einzeln genießen.

WENN DER KREISLAUF PROBLEME MACHT

Der Stoffwechsel merkt, wenn der Körper an Gewicht verliert und stellt sich auf magere Zeiten ein. Er drosselt die Wärmeproduktion und lässt den Körper auf Sparflamme laufen. Kein Wunder also, wenn der Blutdruck sinkt, man nicht aus dem Bett kommt und öfter friert. Hier kann eine warme Suppe – dafür finden Sie ganz viele Rezeptideen im Buch – helfen, ein zusätzlicher 200-Kalorien-Snack, ein heißes Bad oder morgens eine kalte Dusche.

KEINE CHANCE FÜR DEN KUMMERSPECK

Viele versuchen Sorgen, Langeweile und Stress zu bekämpfen, indem sie sich mit Kalorien belohnen. Schluss damit! Kartoffelchips, Schokolade oder Torte waren gestern, ab heute telefonieren Sie mit Freunden, gehen Shoppen oder ins Kino, um ganz ohne Fett den Frust zu vertreiben.